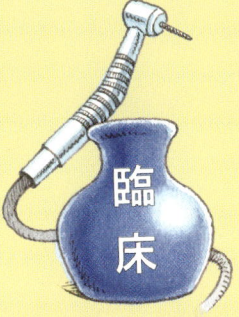

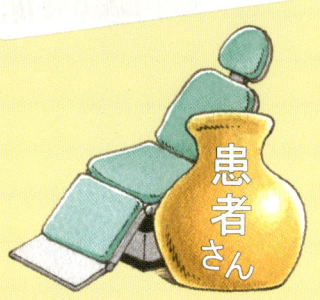

1時間で読めて30年使える

歯科臨床の7つのツボ
―100選―

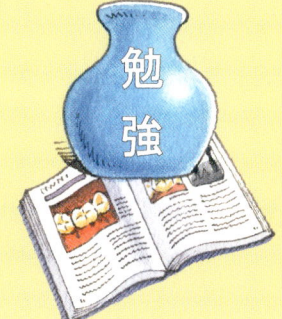

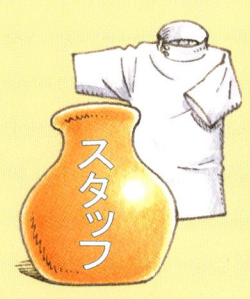

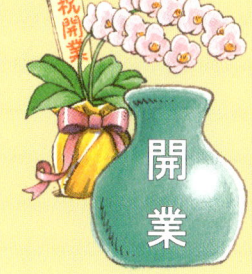

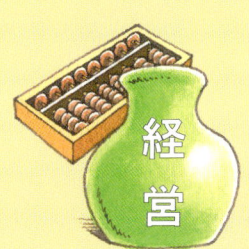

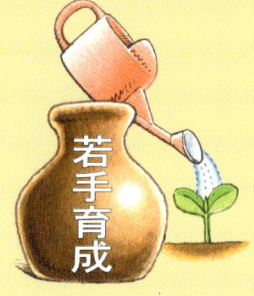

クインテッセンス出版株式会社　2008

Tokyo, Berlin, Chicago, London, Paris, Barcelona, Istanbul, Milano, São Paulo, Moscow, Prague, Warsaw, New Delhi, Beijing, and Bukarest

クインテッセンス出版の書籍・雑誌は，歯学書専用通販サイト『歯学書.COM』にてご購入いただけます．

PC からのアクセスは…
歯学書　検索

携帯電話からのアクセスは…
QR コードからモバイルサイトへ

はじめに：先人の言葉はプライスレス

- 2007年11月5日。私は49歳の誕生日を迎えました。いよいよ50歳を目前にし、四半世紀の歯科医師としての人生を振り返ると、多くの苦難があったことは事実です。
- バブル最盛期の頃に開業し、若さにまかせて突っ走っていた時期もつかの間。バブルが崩壊し、医療の現場にも歪みがでました。度重なる医療制度の改革、改革……。それでもどうにか少しずつ、自分らしさだけは失わずに今日まで乗り切ってきました。
- こうしてこの本を執筆するにあたり、改めて自分の人生を見つめ直すよい機会になったことはいうまでもありません。今回まとめた『歯科臨床の7つのツボ―100選―』は、臨床医として歩んできた25年間の集大成です。本来ならあまり他には言えないことや、企業秘密として言いたくないことまでも、あえて曝けだしました。
- 私がこれまで参加して学んだセミナー後の懇親会（つまり酒の席です）で、運良く膝を交えて教えていただいた著名な先生方のお話、師匠（下川公一先生、筒井昌秀先生）として長い間ご指導いただいた先生方のお叱りや批評。それらの言葉1つひとつを忘れずに心にしっかり刻んできたこと。それはプライスレスな宝物です。多くの人とかかわり、その人の価値観や人生観に共感し、感動できた時間を本当にうれしく思います。
- 開業して21年、慣れ親しんだ場所からここに移転開業して早や1年が過ぎました。今では毎月1回ワインミーティングを開き、大好きな8人のスタッフや出入り業者の方と深夜まで待合室をバーにして語り合うひとときを楽しんでいます。ここで、酔った私が話す言葉になかなかおもしろいものがあったりするようで、「今の言葉は上田語録として書き留めます」という具合に、本では絶対書かない秘密の裏のツボが溜まってきています。
- さあ、どうかリラックスして気が向いたときにさらっと読んでみて下さい。この本に込めた思いを理解していただければと願ってやみません。

2008年4月　　　　　　　　　　　上田秀朗

推薦の言葉

　ある日突然、本書の著者上田秀朗君から本を出版するので推薦文を書いて欲しい、という依頼を受け、大変驚くとともに心から敬意を表したいと思います。

　上田君は、学生時代からの根っからのラガーマンで、性格的に大変明るく紳士的で多くの人に愛されています。また、大変な努力家で、何事も目的達成のために、ひた向きに頑張る姿には頭が下がります。

　このような上田君が著した本を読んでみると、随所に彼の性格的な良さというか持ち味が、非常によく反映されていると思います。

　著書は、「臨床、勉強、開業、経営、患者さん、スタッフ、若手育成」という、歯科臨床にとって重要な「7つのツボ」について、多くのイラスト、きれいなスライド写真とともにわかりやすく解説されています。そして、臨床にあたってまず念頭におかなければならないこととして、「患者さんのための医療の実践」、「医療を行うには周到な計画と綿密な準備が必要な点」、「常に向上心を持って勉学に励み、知識の蓄積に努力することの重要性」、「良好なコミュニケーションを図り、約束を守る」、「何事もヤル気と根性を持って継続する」などが列挙されています。

　そして、それぞれの項目に従って、初心者は初心者なりに、ベテランはベテランなりに読んで大変わかりやすい本に仕上がっています。また、自身をモデルにしたような、ほのぼのとしたイラストも大いにこの本を引き立てています。

　さらに、上田君自身がこれまでの人生で培ったもの、学生時代のラグビーで身につけたことなどを、うまく融合させた表現が随所に感じられ、大変感銘を受けました。

　3年前から、歯学部卒業生に対し臨床研修が義務付けられましたが、臨床研修医にとって、この本はバイブルに値する必見の書だと直感しました。また、多くの臨床医の先生方にも、一度お読みいただければその良さがわかる書として、是非推薦させていただきます。

2008年4月　　　　　　　　　　福岡歯科大学 学長
　　　　　　　　　　　　　　　　本田武司

推薦の言葉

　1981年の夏、元気にあふれ、真黒に日焼けした歯科大の5年生が来院した。
「私は北九州、小倉出身です」
「開業医を目指しています」
「インプラントを勉強したいです」
と、自身の目標をはっきりと持った男であった。それが若き日の上田秀朗先生との最初の出会いだった。

　以来、学会・講演会仲間として、意気投合するようになった。上田先生は最初のイメージと違い、「歯科が大好き」「患者さんが大好き」であり、人情味あふれる人柄であると同時に、日常臨床では少しの妥協も許さない歯科医師であった。

　「人間ボーとして生きても、よい発想は浮かばない。よいアイデアは集中と多忙のなかから生まれる」という言葉があるが、まさに本書は、「超多忙のなかでの抜群の集中力から生まれた」といえるであろう。上田先生は下川公一先生、筒井昌秀先生をはじめ一流の歯科医師の門をたたき、直接その匠の技を学ぶとともに、北九州歯学研究会会員、日本審美歯科協会会員、また、日本顎咬合学会常任理事などの大役を務めながら、学会講演、論文発表を重ねてきた。そして、全力で駆け抜けて来た25年の臨床経験で培われた著者独特の鋭い観察力のなかから生まれた本書は、美辞麗句を連ねることもなく、歯に衣着せぬ語り口で、持てるすべてを惜しみなく吐露している。「臨床、勉強、開業、経営、患者さん、スタッフ、若手育成」という歯科臨床の7つのツボをしっかりと押さえた珠玉の1冊といえる。

　私は臨床歴40年であるが、本書からは「ハッ」と気づかされることばかりで、脱帽している。本書は、開業医の臨床サイドブックとして、永久保存版といっても過言ではない。上田先生には今後ますます臨床の厚みを積まれて、若き歯科医師の指導者として、ご活躍いただきたい。

2008年4月　　　元 日本顎咬合学会会長
河原英雄

CONTENTS

- ■はじめに：先人の言葉はプライスレス 3
- ■推薦の言葉　本田武司（福岡歯科大学 学長） 4
- ■推薦の言葉　河原英雄（元 日本顎咬合学会会長、大分県開業） ... 5

はじめのツボ—5選！ 11

1. 患者さんが本当に望むものは何か／12
2. 患者さんの目線に立つと歯科医療はどういうものか／13
3. 保険の縮小は避けられない波／14
4. 歯医者の現実を知るべし！／14
5. 歯科医院の現状を打破するのは「技術」「経営」力の「総合力」／15

1　臨床のツボ—42選！

前編—15選 17

[肝に銘じよう！　患者さんあっての歯科臨床] 18

6. 治療時間→短、治療回数→少、治療期間→短を心がける／18
7. 治療は悪いところからとりかかるのが鉄則—まず主訴を解決せよ！／18
8. 1つひとつの手技が、早く正確にできないとダメ／18
9. "Uedaの分類"からみた歯科治療／19

[さあ治療、でもその前に……] 20

10. 治療の手順を再確認しよう！／20
11. 初期治療は患者さんの見極め期間でもある／21
12. オーダーメイド医療を／21
13. 段取り上手は仕事上手／22
14. フレアアウトし、歯の動揺が著しいケースこそ腕のみせどころ／22

[治療オプションは質も量も必要] 23

15. 基本治療の延長線上にアドバンスな治療が存在する／23
16. 時代や流行りに流されず、確実に行こう！／24
17. 歯科医師は手先の技術だけではない／24
18. 歯科は陸上でいうと10種競技／25
19. インプラントはオプションの1つであり、すべてではない／25
20. オリジナルな診療体系をつくる／26

中編—15選 ……… 27

[🏺 治療計画なくして患者さんの満足はありえない] ……… 28

㉑ 患者さんの日常生活に不都合がないようにするのが第一／28
㉒ 時間軸と部位をうまく考えて治療を行う／28
㉓ まず治療ゴールのイメージを固める／29
㉔ インターディシプリナリーの利点・欠点／29
㉕ 患者さんの希望を理解して治療計画をたてる／30

[🏺 実際の治療に役立つこと—こっそり教えます] ……… 31

㉖ 治療の完成度を高くするのはあたり前／31
㉗ 「感染による炎症」と「他の原因による炎症」を区別せよ／31
㉘ 歯周環境の整備と咬合力の分配が重要／31
㉙ 歯肉のバイオタイプに注意せよ／32
㉚ 歯周外科は介入時期も治療技術のうち／32
㉛ 歯周外科の達人になる前はオペを分けて行うべき／33
㉜ 再生材料は有用だが魔法の薬ではない／34
㉝ きれいな印象採得は炎症のない整った歯列から／35
㉞ 支台歯形成はイメージが重要／36
㉟ 流れるような咬合平面を常にイメージすべし／36

後編—12選 ……… 37

[🏺 実際の治療に役立つこと—じっくり教えます] ……… 38

㊱ 歯と歯をあわせている時間は1日に15〜20分／38
㊲ クロスマウントの意義／39
㊳ 窮屈な咬合→クレンチング　ルーズな咬合→グラインディング／39
㊴ インプラントのもっとも大切な役割は確実な咬合支持／40
㊵ 一般開業医も矯正治療の技術が必要／40
㊶ ペリオ患者に矯正を行うときの注意点／41
㊷ 最新機器は使っても使われるな！／42
㊸ デンタル・パノラマエックス線で想像力を働かそう／42
㊹ エビデンスも大事だが、臨床実感も重要／43

[🏺 治療終了時からが本当の勝負！] ……… 44

㊺ 患者さんにとっては治療結果がスベテ！／44
㊻ 治療後の患者さんへの説明が実は重要！／44
㊼ これが本当のメインテナンス！／45

② 勉強のツボ―9選！ ……………………… 47

[スタディグループ、コースにはそれぞれの意味が……] ……… 48
- ㊽ 技術向上のため、積極的にスタディグループ、コースに参加しよう／48
- ㊾ 多くの先生の考え方を理解し、臨床に取り込もう／48
- ㊿ たたかれてこそ人生！／48
- 51 コースでは、講師に1日1回は質問をしよう！／49
- 52 懇親会には必ず参加しよう／50
- 53 知識、技術の習得のためには、投資が必要である／50

[ライバルに勝つ] ……………………………………… 51
- 54 ライバルに勝つには、圧倒的な知識をもつことが必要／51
- 55 疑問をもち、好奇心旺盛なほうがよい／52
- 56 歯科臨床は考えながら、手を動かしながらするもの／52

③ 開業のツボ―4選！ ……………………… 53
- 57 口コミを中心にしたスタンスで！　宣伝は必要以上にはしない／54
- 58 段取り上手は仕事上手－受付編／54
- 59 最初から歯科技工士を置く前提での開業／55
- 60 他の医院に負けない技術力が必要／56

④ 医院経営のツボ―6選！ ……………………… 57
- 61 歯科医院は治療技術を提供するサービス業　技術を上げ付加価値をつけよう／58
- 62 お山の大将になるな！／58
- 63 歯科医院数はコンビニエンスストアより多い／59
- 64 歯科治療≒品質管理／60
- 65 目標を明確に！／60
- 66 自医院のブランド化と歯科業界の底上げ／60

⑤ 患者さんへの対応のツボ―10選！ ……………………… 61
- 67 うそを言わない／62
- 68 約束を守る（アポイント、チェアタイム、治療期間など）／62
- 69 必要以上に迎合しない／62
- 70 「馬が合う、合わない」の見極めも大事／63
- 71 自分のファンにしてしまう（コロニー形成）／64
- 72 患者さんの望みを理解し、それを提供すべき／65

- 73 聞き上手は話し上手／65
- 74 時は金なり：Time is Money.／66
- 75 患者さんはお客様であるが、あくまで歯科は医療であることを肝に銘じろ！／67
- 76 よくも悪くも日本人は人の意見に左右されやすい／67

6 スタッフを育てるツボ―6選！ ……………… 69

- 77 講演会に参加させよう／70
- 78 信頼と責任感／71
- 79 極力怒らない／71
- 80 よいところを伸ばす方向で／72
- 81 院長は名プロデューサーとなれ！／72
- 82 スタッフとともに"病院力"を高めよう／72

7 若手歯科医師を育てるツボ―10選！ ……………… 73

- 83 物事を大きくとらえるように／74
- 84 代診には教えるだけ、見せるだけでなく、できる範囲で診療を！／75
- 85 まずは院内勉強会で発表させよう／75
- 86 話を聞く・話を引き出す／76
- 87 後輩へ知識の出し惜しみはやめよう／76
- 88 枠を飛び越えた人間関係の構築を／77
- 89 夢をもたなければ伸びないし、伸びなければつまらない／78
- 90 プロとして／78
- 91 イメージを侮るな！／79
- 92 ヤル気と根性！ 継続は力なり！／80

まとめ まとめのツボ―8選！ ……………… 81

- 93 治療される側に立って物事を考える！／82
- 94 これからの歯科医師に必要なこと／83
- 95 歯科にかかわる疾病とその対応／84
- 96 患者さんの信頼を裏切らないために！ 5つの大事な時間／85
- 97 スタッフとのコラボレーション／86
- 98 過程より結果が大事／87
- 99 歯科医師全員がもっと頑張って、世間に認められる必要がある／88
- 100 夢のある歯科界を目指して！／89

■おわりに：歯科医療はおもしろい ……………… 91

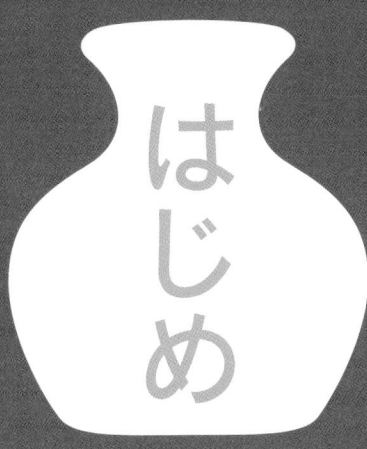

はじめのツボ―5選！

1. 患者さんが本当に望むものは何か

2. 患者さんの目線に立つと歯科医療はどういうものか

3. 保険の縮小は避けられない波

4. 歯医者の現実を知るべし！

5. 歯科医院の現状を打破するのは「技術」「経営」力の「総合力」

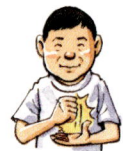 はじめのツボ—5選！

 患者さんが本当に望むものは何か
- 治療を受けるのは患者さん！
- 効率よく完成度の高い治療をいかに行うか！
- だらだら時間をかけない。患者さんは良質な治療だけでなく、スピードも求めてやってくる。
- 治療時間・治療回数・治療期間を複合して考える。

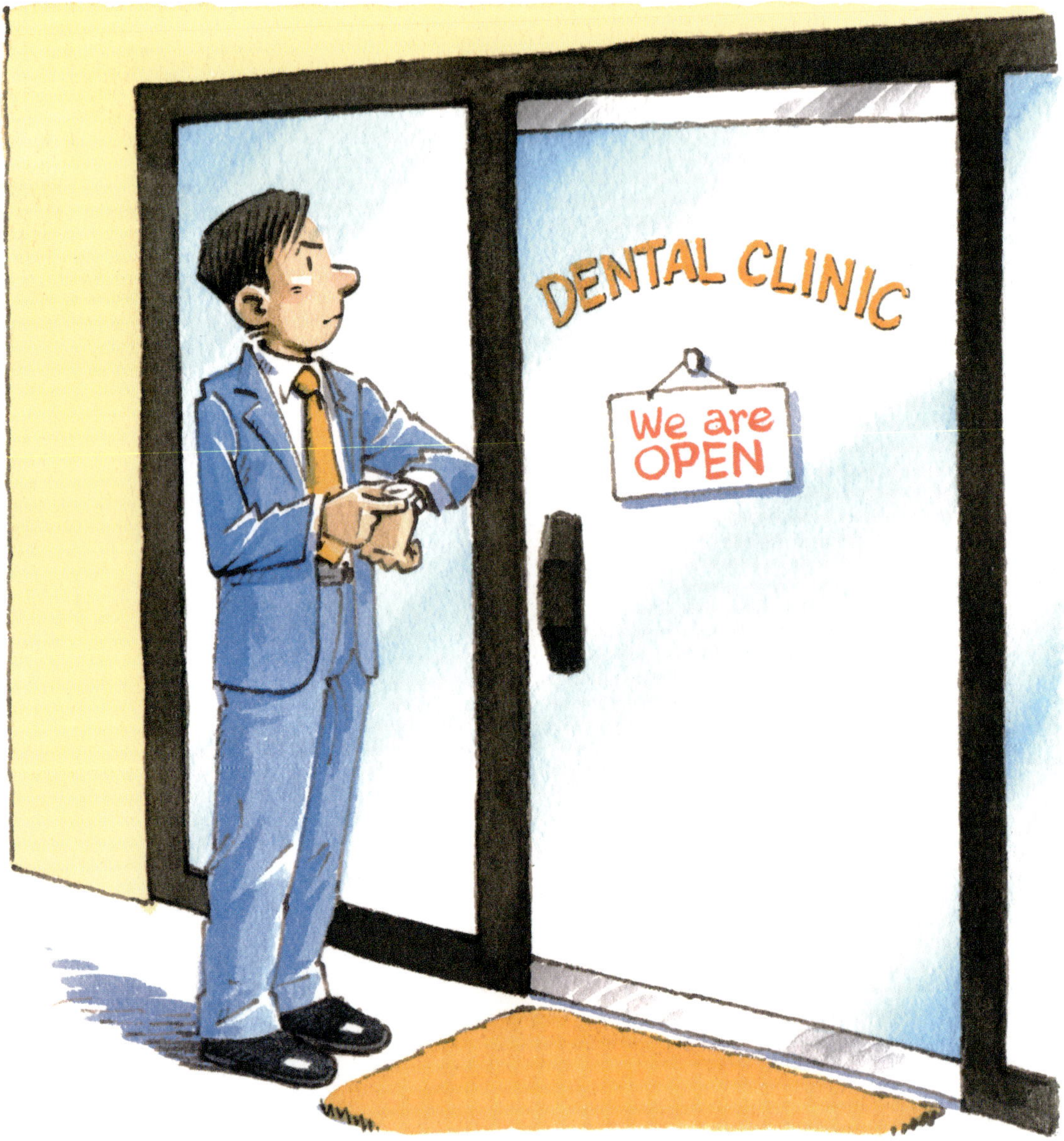

② 患者さんの目線に立つと歯科医療はどういうものか

患者さんの目線から歯科医療をみてみよう。

歯科は医科よりも怖いと感じる人が多い。また、実際は患者さん自身が思うよりも治療が必要な箇所も多く、全顎的に扱わなければならないことも少なくない。とくに複雑なケースでは行き当たりばったりの治療をするのではなく、治療順序を考えてからスタートする。最終補綴のイメージを描くことが大事である。時に患者さんの希望を踏まえながら進めていくが、まずは時間のかかるところから治療を始め、できることを併行して進めていくのが基本。家の新築・内装工事と歯科治療を比べてみると……。

施主・設計士	→	患者さん・歯科医師
管理士・大工	→	歯科衛生士・歯科技工士
設計図・見積書	→	治療計画・見積書
工程表	→	歯科治療には工程表がない*
整地	→	抜歯
基礎工事	→	歯周治療
配管・空調工事	→	歯内療法
内装・外装工事	→	補綴治療

*治療期間を短縮するためには、複数の部位・処置を併行して進めていく。ただし患者さんの日常生活に不都合がないように考える。

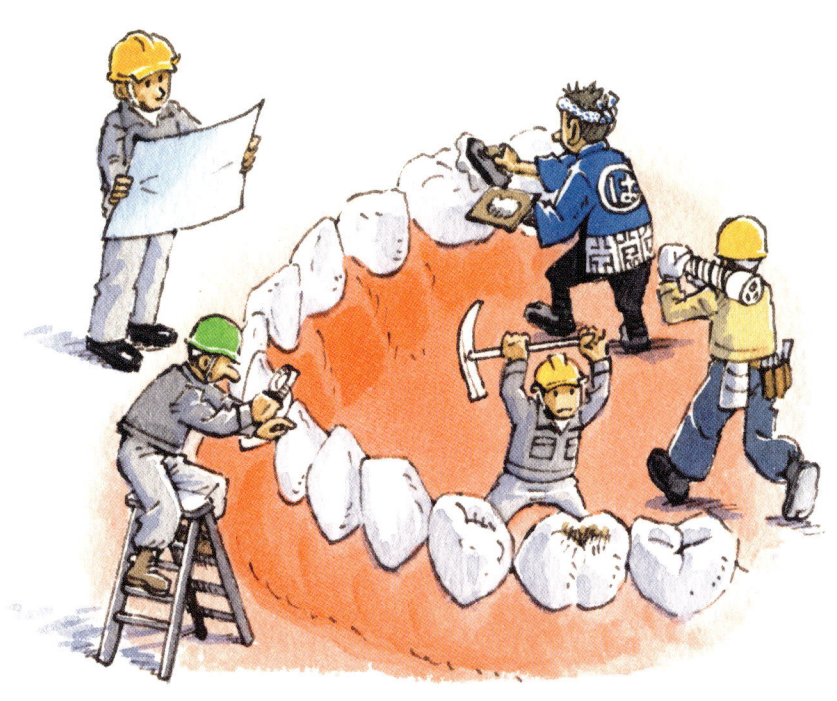

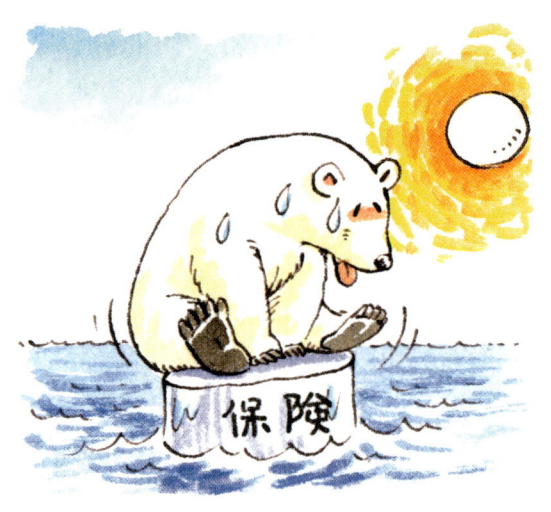

3 保険の縮小は避けられない波

- 保険治療主体からの脱却と自費治療への移行！
- 今後、補綴治療は保険から切り離される可能性も……
- 湘南宣言で混合診療の見直し
- 国の財政赤字は838兆円、地方行政を含めると1,000兆円を超える

4 歯医者の現実を知るべし！

歯医者ワーキングプアの真実：5人に1人は年間所得約300万円。歯科医院数(67,879件：平成19年12月末概数)はコンビニエンスストアより多く、年々増え続けているのが現状。患者さんの目→「歯医者は儲かる」というイメージ。現実には開業後3年目に約30％の新規歯科医院が経営的危機、閉鎖の憂き目にあっているとのレポートも。保険縮小に歯医者増加。このような状況のなかでどうやって生き残っていきますか？

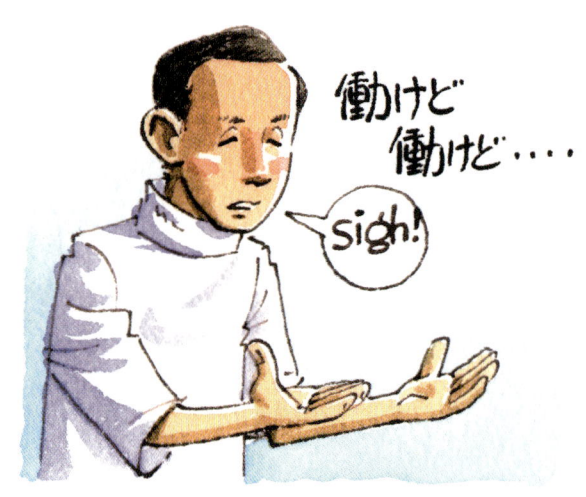

歯科医院の現状を打破するのは「技術」「経営」力の「総合力」

技術と経営の両方が必要。お金がなければセミナーに参加して学ぶこともできない。しかし、経営だけではいつかは行き詰る。
歯科医院経営を成功させるためには、技術というハードと経営というソフトの「総合力」が不可欠である。

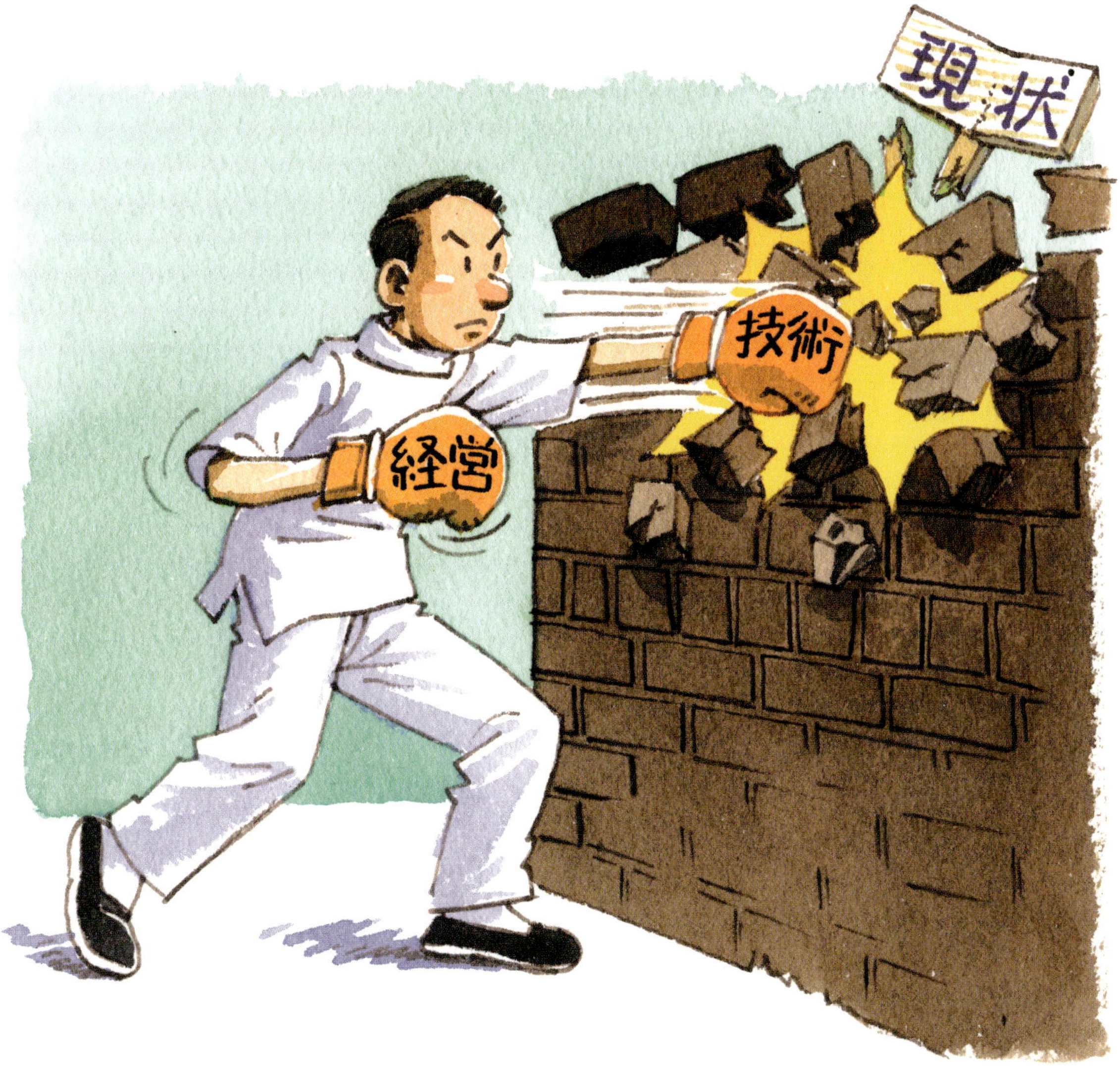

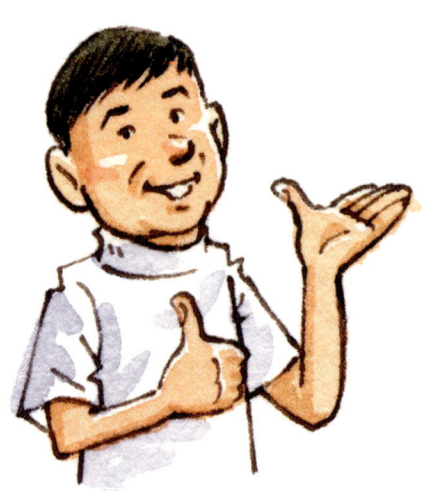

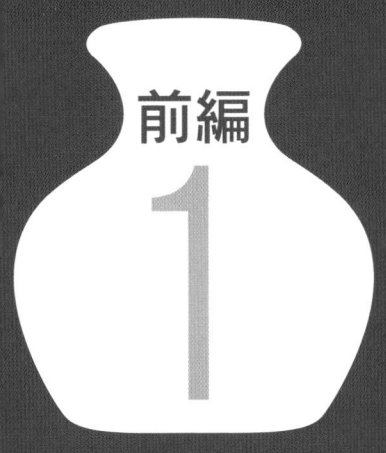

前編 1

臨床のツボ─42選！
前編─15選

[🏺肝に銘じよう！　患者さんあっての歯科臨床]

- ⑥ 治療時間→短、治療回数→少、治療期間→短を心がける
- ⑦ 治療は悪いところからとりかかるのが鉄則─まず主訴を解決せよ！
- ⑧ 1つひとつの手技が、早く正確にできないとダメ
- ⑨ "Uedaの分類"からみた歯科治療

[🏺さあ治療、でもその前に……]

- ⑩ 治療の手順を再確認しよう！
- ⑪ 初期治療は患者さんの見極め期間でもある
- ⑫ オーダーメイド医療を
- ⑬ 段取り上手は仕事上手
- ⑭ フレアアウトし、歯の動揺が著しいケースこそ腕のみせどころ

[🏺治療オプションは質も量も必要]

- ⑮ 基本治療の延長線上にアドバンスな治療が存在する
- ⑯ 時代や流行りに流されず、確実に行こう！
- ⑰ 歯科医師は手先の技術だけではない
- ⑱ 歯科は陸上でいうと10種競技
- ⑲ インプラントはオプションの1つであり、すべてではない
- ⑳ オリジナルな診療体系をつくる

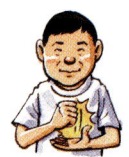
臨床のツボ—42選！　前編—15選

[肝に銘じよう！　患者さんあっての歯科臨床]

6　治療時間→短、治療回数→少、治療期間→短を心がける

時間をかけてていねいに治療を行うことは非常に重要であるが、患者さんは時間を割いて来院されている。患者さんはお金だけでなく、代償として時間も使っているという認識が必要！　長い時間待たされて洗浄だけで終わりでは、患者さんから愛想をつかされる！　患者さんを待たせず、治療時間に見合った内容の治療を行う。

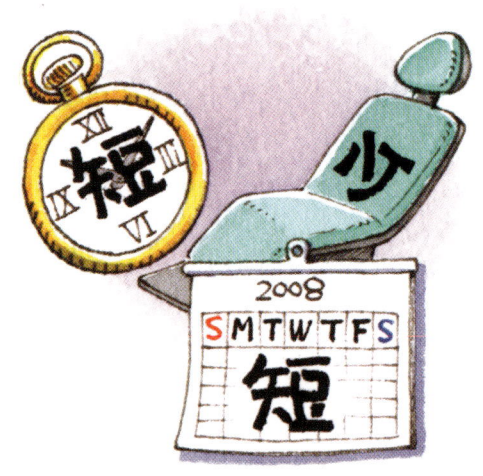

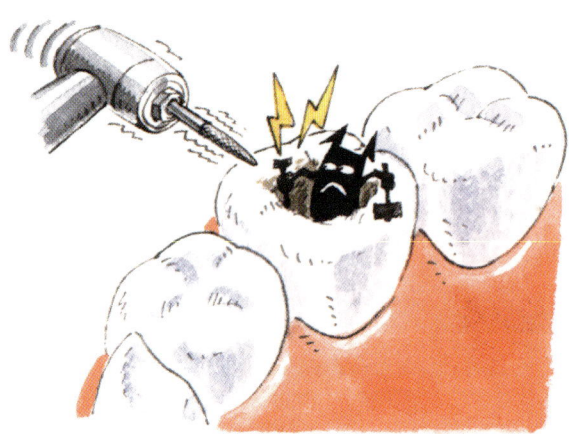

7　治療は悪いところからとりかかるのが鉄則—まず主訴を解決せよ！

まずは主訴の改善が先決である。一番気になるところをすばやく解消することで患者さんをこちらのペースに乗せることができる。それが解消しないまま、他の部位に時間をかけても患者さんは納得せずにどんどん離れていく。主訴を解決することで患者さんの信頼を得ることができ、今後の治療が進めやすくなる。

8　1つひとつの手技が、早く正確にできないとダメ

歯科治療は職人技の手作業である。決して手を抜く治療をしてはいけない。1つの治療をするにも段取りよく、大胆に攻めるところ、繊細に仕上げるところにメリハリをつけ正確な治療を心がけるとともに治療時間の短縮を図ろう。

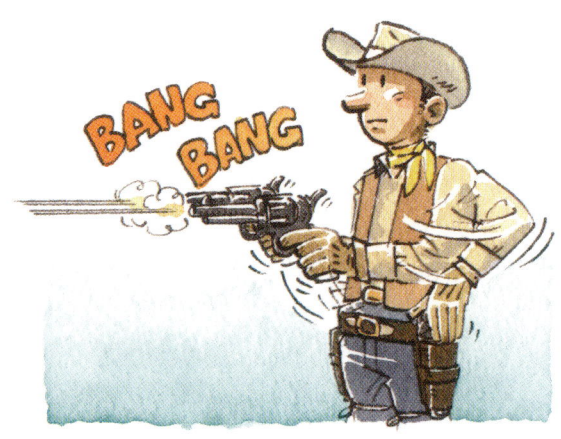

"Ueda の分類"からみた歯科治療

Type 1	歯科治療に積極的 ○ 経済的に問題なし ○	術者主導の治療が可能
Type 2	歯科治療に積極的 ○ 経済的に問題あり ×	気持ちはうれしいがもどかしい
Type 3	歯科治療に消極的 × 経済的に問題なし ○	メインテナンスに不安が残る
Type 4	歯科治療に消極的 × 経済的に問題あり ×	歯科医院を転々としている 歯科治療に対して疑心暗鬼

患者さんは千差万別でいろいろな主訴で来院される。痛くてたまらず仕方なく来られる方、症状もあまりないのに検診で来られる方などさまざまだ。

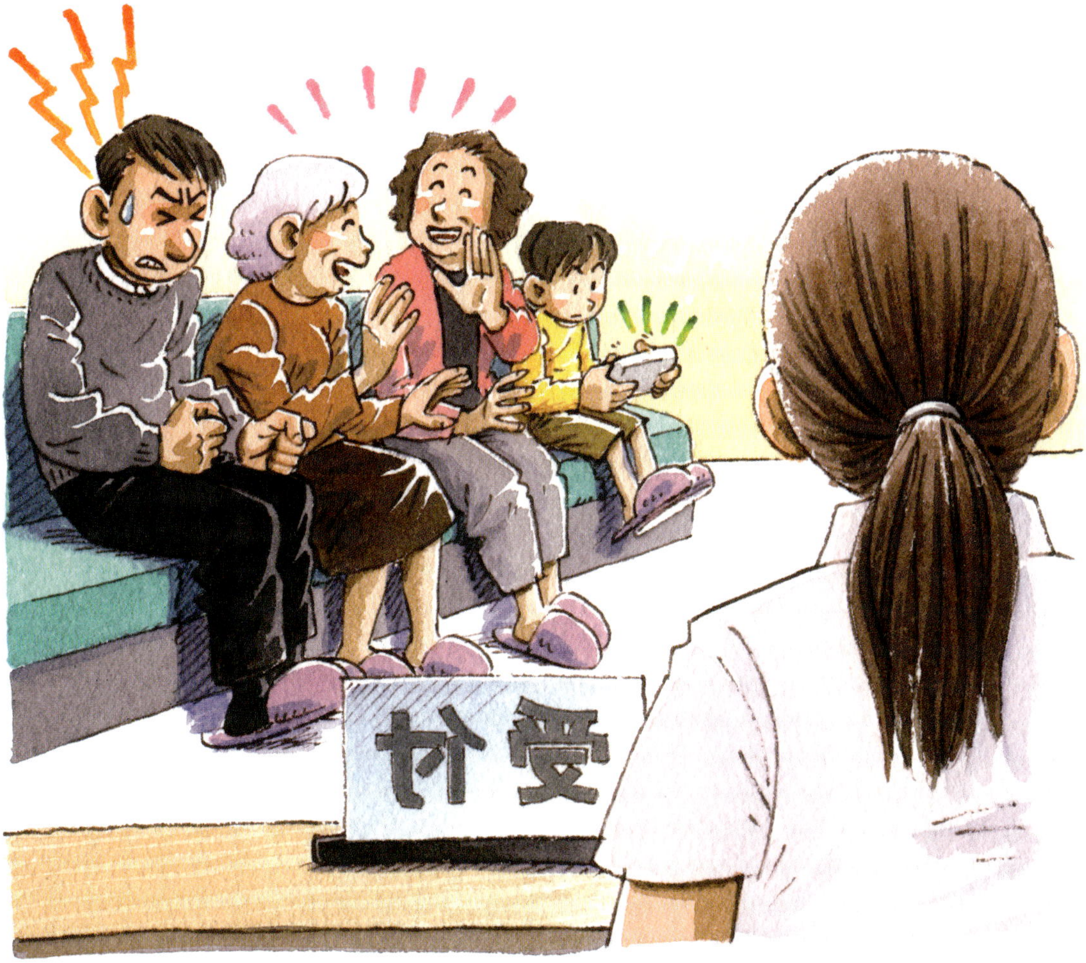

[さあ治療、でもその前に……]

⑩ 治療の手順を再確認しよう！

治療の手順（歯周治療・歯内療法・補綴治療）

1 明らかに保存不能な歯の抜歯（骨再生を狙って挺出させる場合は除く）
↓
2 歯周初期治療（プラークコントロール、スケーリング・ルートプレーニング）
↓
3 歯内療法（根尖部の病変の大きさなどを考慮し、カルシウム製剤による仮根充が必要な場合、早めに行う）
↓
4 歯周初期治療の再評価（視診・触診・プロービング）
↓
5 歯周外科処置 ─┬─ 内部環境の整備（根面および骨欠損部のデブライドメントを行う）
　　　　　　　　└─ 外部環境の整備（プラークコントロールが困難な部位や審美的に問題がある部位の改善）
↓
6 歯の移動（歯列・咬合平面の是正）
↓
7 最終プロビジョナルレストレーション（最終補綴物の補綴設計を決定する）
↓
8 最終補綴物の製作（プロビジョナルレストレーションを評価し、それをデュプリケートする）
↓
9 最終補綴物装着
↓
10 メインテナンス

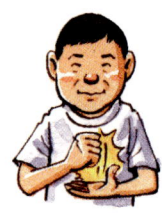

11 初期治療は患者さんの見極め期間でもある

治療を開始したら初期治療の段階で、治療への協力度などの反応をみるようにする。反応がよければ、コンサルテーションをこの時期に行う。そうすることで、治療目標も明確になり、治療がスムーズに進められる。

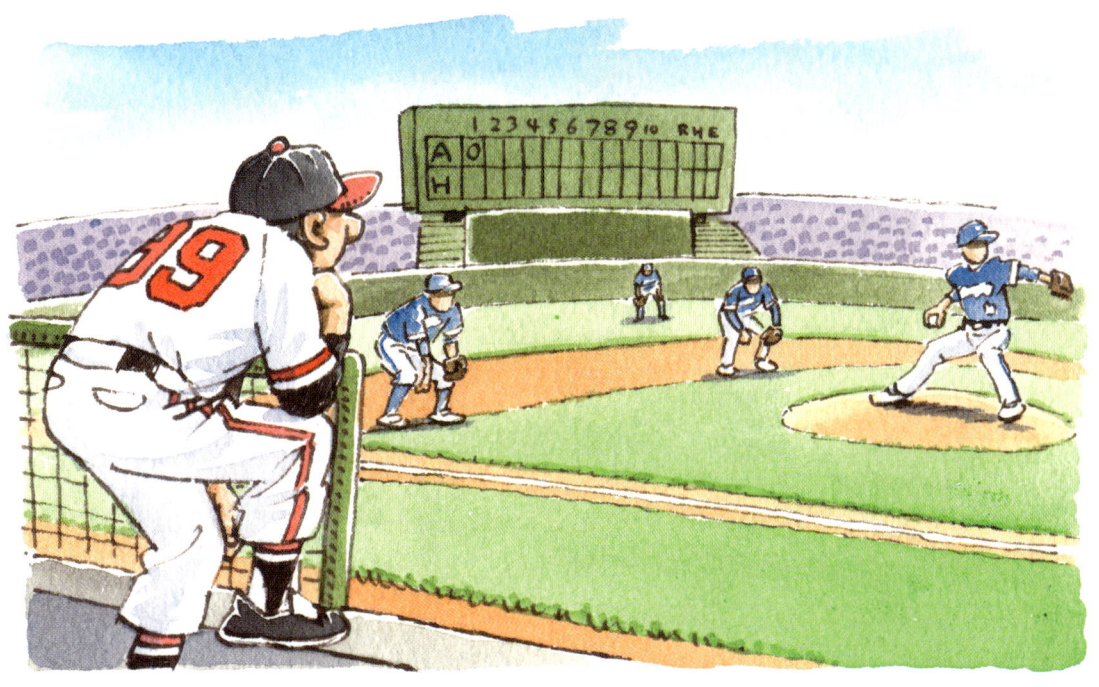

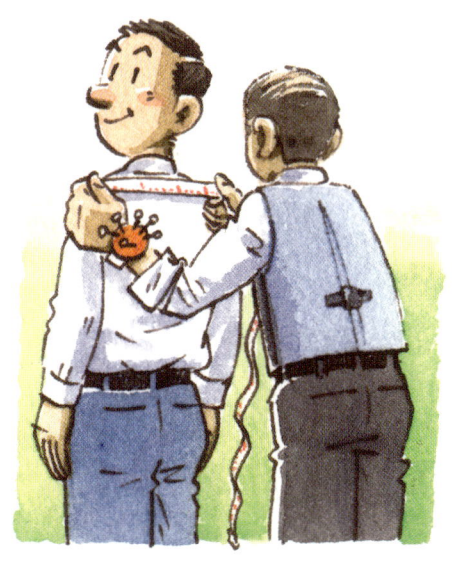

12 オーダーメイド医療を

スーパーモデルが履くピンヒールの靴を腰の曲がったお年寄りが履いていたら……。同じ靴であっても人それぞれのように、口腔内においてもさまざまな要素を考慮して治療を選択しなければならない。人により口腔内の状況、体質など、すべてが違うためそれを勘案し、患者の希望も含め、オーダーメイド治療を行っていく必要がある。

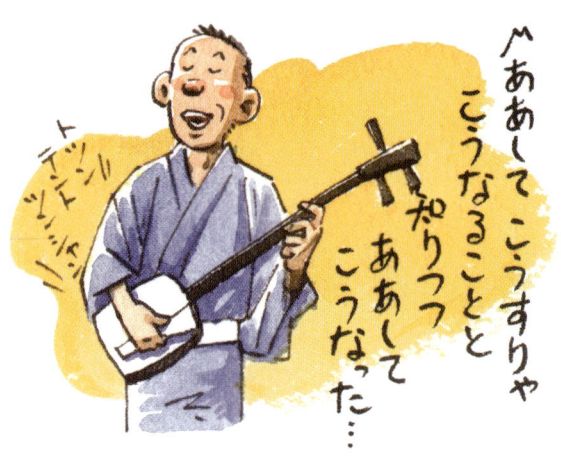

 段取り上手は仕事上手

さまざまな器具や職人技のようなテクニックを用いて、治癒期間を短縮することができるのはすばらしい。ただし、治療手順を間違うと結局は治療期間が余計にかかってしまう。治癒の遅いところや時間のかかる部位より先に進めていくなど、頭を使って効率よく治療を進めることで、治療時間、治療期間の大幅な短縮が可能である。

 フレアアウトし、歯の動揺が著しいケースこそ腕のみせどころ

「大改造!!劇的ビフォーアフター」（朝日放送）では、我が家の劇的な変化を見た依頼人が涙を流し感動するのがお決まりである。劇的な変化ほど、人の心をつかむのに適したものはない。ただし、難症例は"匠"の技術が必要な場合もあり、腕がなければ諸刃の剣となる。

before　　　　　　　　　　after

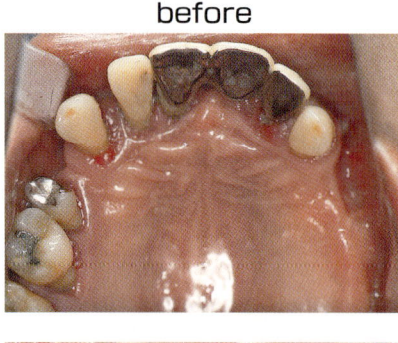
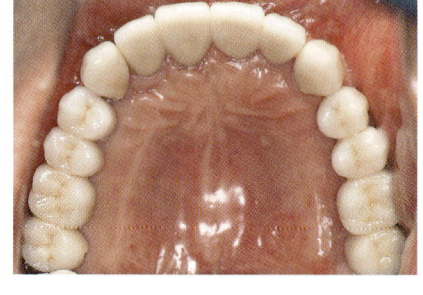
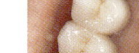
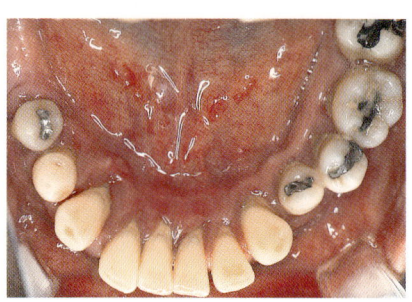
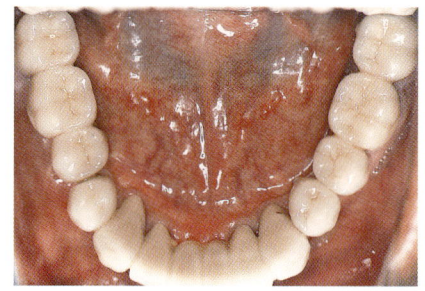

[治療オプションは質も量も必要]

15 基本治療の延長線上にアドバンスな治療が存在する

アドバンスな治療や補綴物の選択ばかりに気をつかっていないだろうか？すべての治療は基本治療のうえに成り立つ。耐震構造を偽装し豪華に建てられた建築物と同じではいけない。基本なくして、その上は絶対にありえない。逆に基本を極めることは、究極のアドバンスといえるかもしれない。

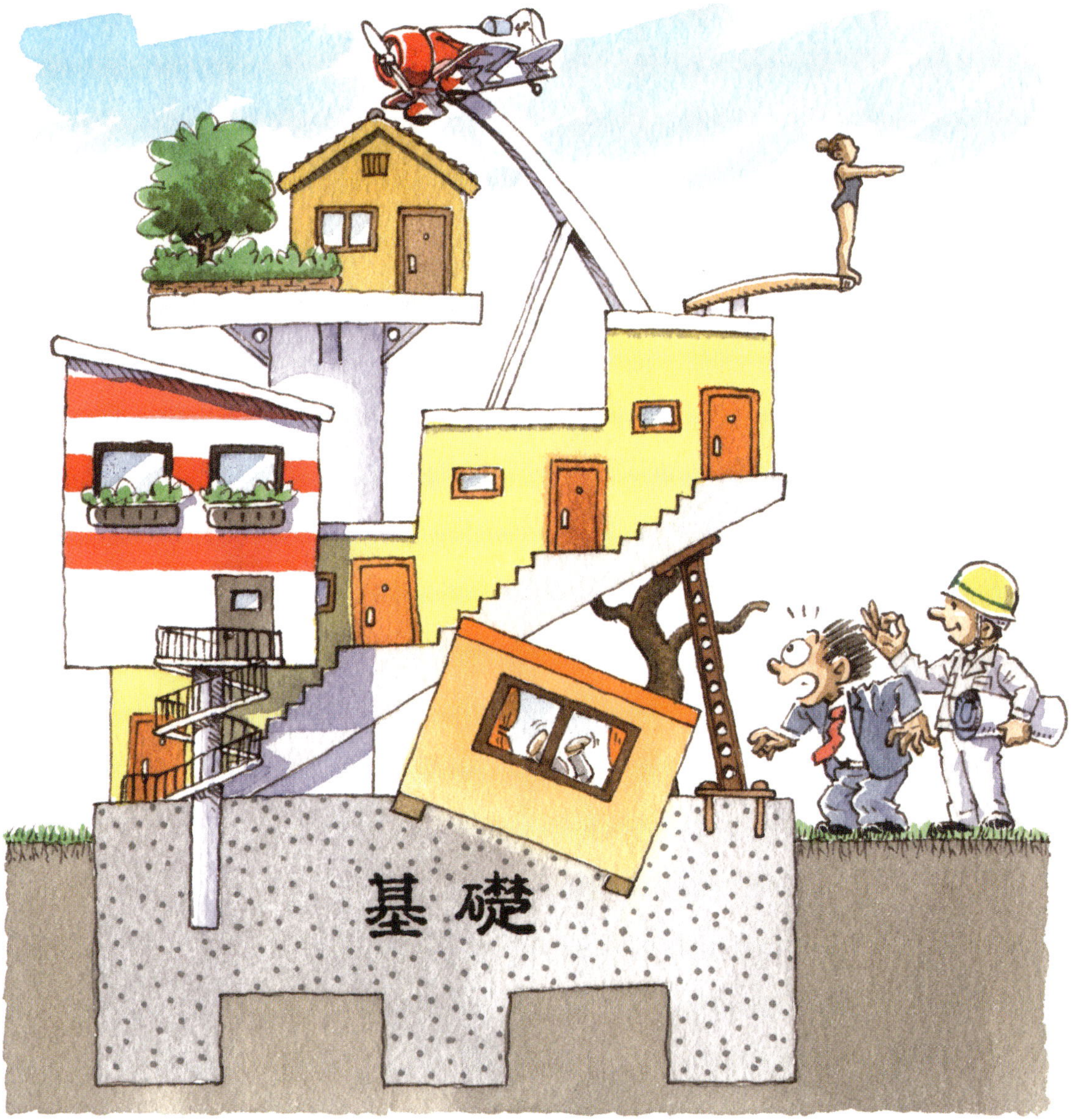

時代や流行りに流されず、確実に行こう！

新しい技術や材料などはトピックになりやすく、あたかも優れたもののように取り扱われることが多い。もちろん、医療人としては常に新しい技術を研鑽する必要があるが、エビデンスや長期的な予後観察の不足は否めない。古くからある治療法、材料が、なぜ今日まで使われ続けているのか、まず考えてみよう。

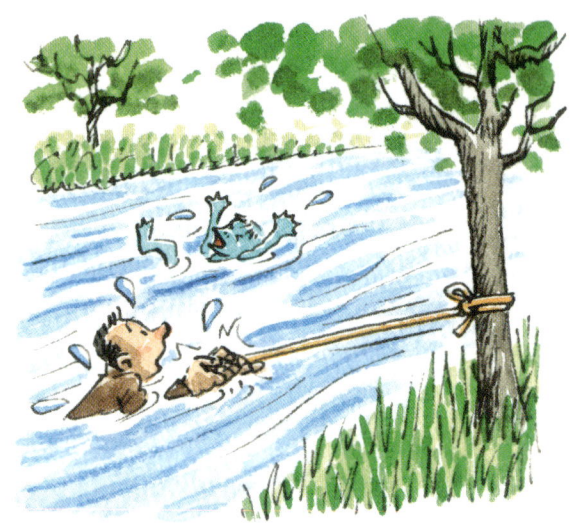

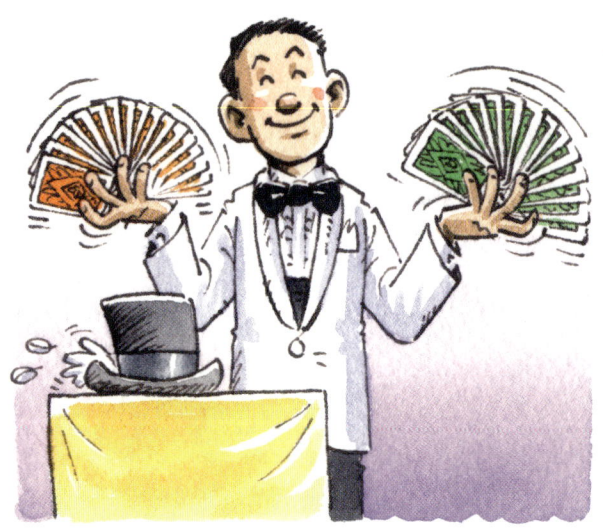

 歯科医師は手先の技術だけではない

歯科医師は技術者、職人だといわれる。確かに手先の器用、不器用が大きく影響してくる職種だといえる。しかし、病態や生体の反応を無視して行われる治療は、どんなすばらしい職人的技術であってもある意味暴力的である。基礎的な医学知識に則り、生体の反応を踏まえた治療を行おう。

⑱ 歯科は陸上でいうと10種競技

歯科は陸上でいう10種競技に似ている。1種目が人並み外れていても、他の種目が平均以下であれば勝負には勝てない。患者さんが治療において望むものは多い。開業医はまず全部の治療で70点以上を取るべく、広く知識、技術の研鑽を積むことを忘れてはならない。

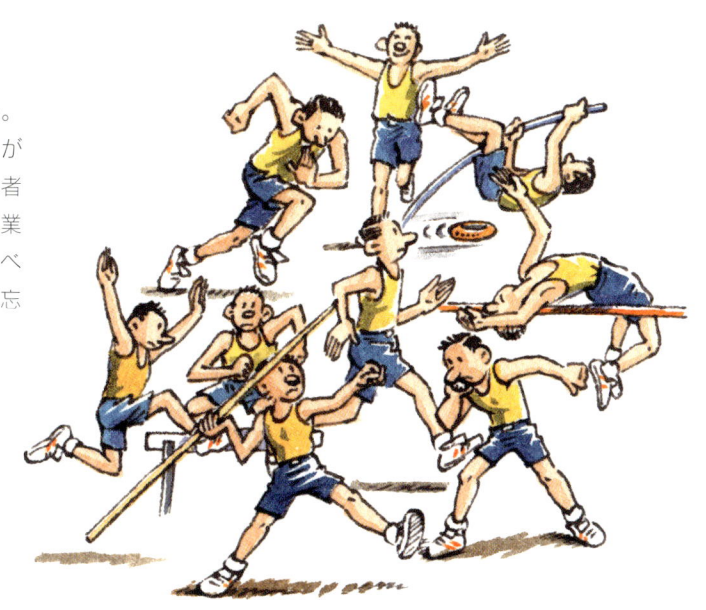

⑲ インプラントはオプションの1つであり、すべてではない

インプラント治療は予知性も向上し、幅広く臨床に採り入れられている。しかし、治療オプションを駆使すれば保存可能な歯も多い。短絡的に抜歯し、インプラントにするのはどうか？ あくまでインプラントはオプションの1つであり、すべてではないことを肝に銘じるべき。

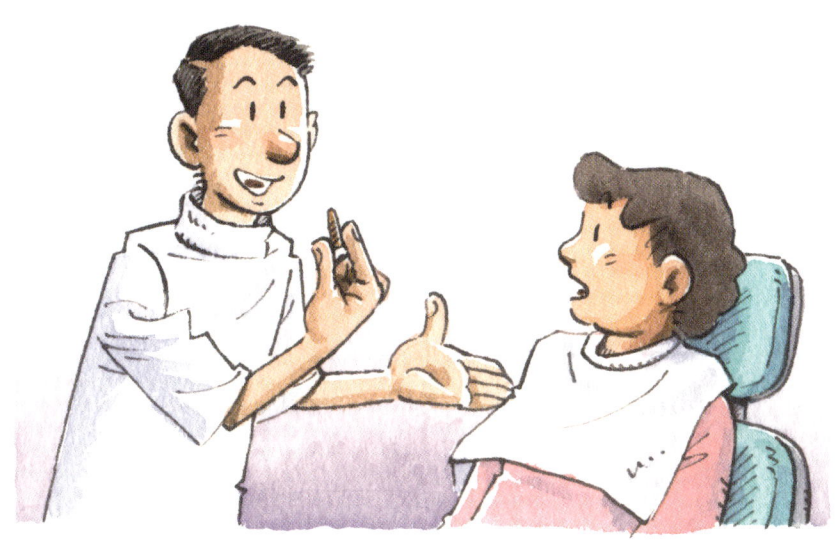

オリジナルな診療体系をつくる

いろいろな知識、技術を手にいれ、自分のものにして臨床を行っていこう。
自分の考え・知識・技術と相談しながら自分の診療体系を確立させよう。
いくら最新の治療技術を駆使しても自分自身に無理があれば、継続してよい
結果は期待できない。

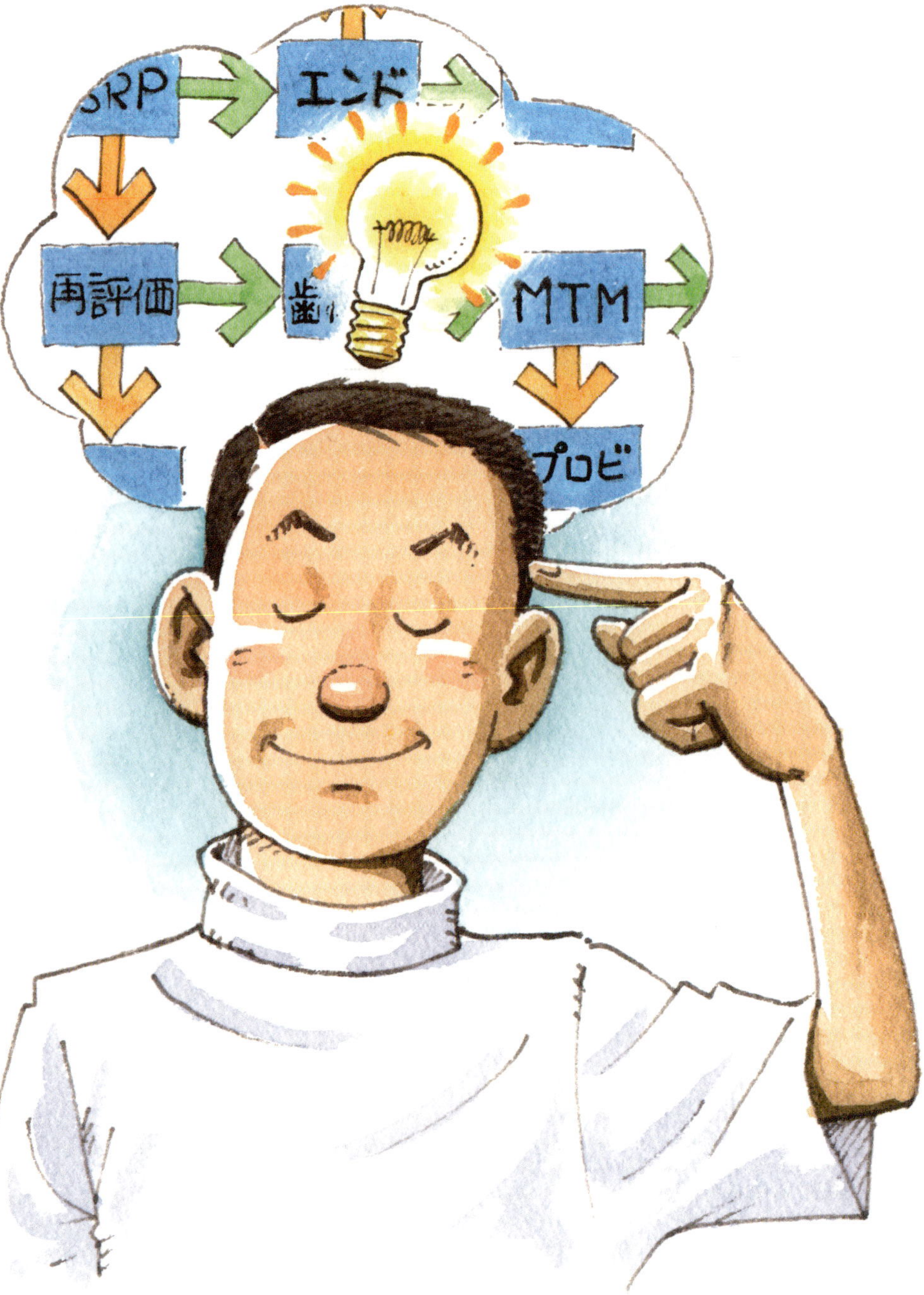

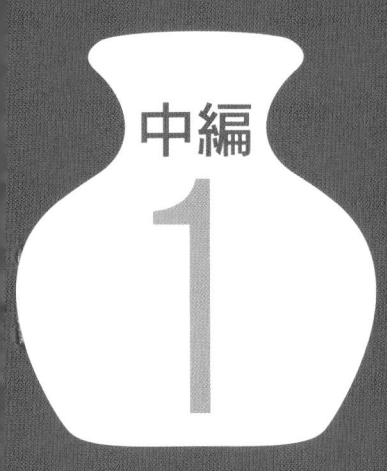

中編 1

臨床のツボ─42選！ 中編─15選

[🏺治療計画なくして患者さんの満足はありえない]

- ㉑ 患者さんの日常生活に不都合がないようにするのが第一
- ㉒ 時間軸と部位をうまく考えて治療を行う
- ㉓ まず治療ゴールのイメージを固める
- ㉔ インターディシプリナリーの利点・欠点
- ㉕ 患者さんの希望を理解して治療計画をたてる

[🏺実際の治療に役立つこと─こっそり教えます]

- ㉖ 治療の完成度を高くするのはあたり前
- ㉗ 「感染による炎症」と「他の原因による炎症」を区別せよ
- ㉘ 歯周環境の整備と咬合力の分配が重要
- ㉙ 歯肉のバイオタイプに注意せよ
- ㉚ 歯周外科は介入時期も治療技術のうち
- ㉛ 歯周外科の達人になる前はオペを分けて行うべき
- ㉜ 再生材料は有用だが魔法の薬ではない
- ㉝ きれいな印象採得は炎症のない整った歯列から
- ㉞ 支台歯形成はイメージが重要
- ㉟ 流れるような咬合平面を常にイメージすべし

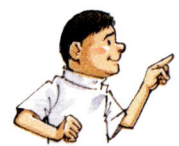# 臨床のツボ―42選！　中編―15選

[治療計画なくして患者さんの満足はありえない]

㉑ 患者さんの日常生活に不都合がないようにするのが第一

いくらすばらしい治療を行ったとしても、患者さんの日常生活に支障があるようでは治療に納得しない。それを繰り返すと、患者さんが「早く終わってほしい」と訴えてくるのは当然である。極力日常生活に支障がないように努めるのも、よい歯科医師の条件である。

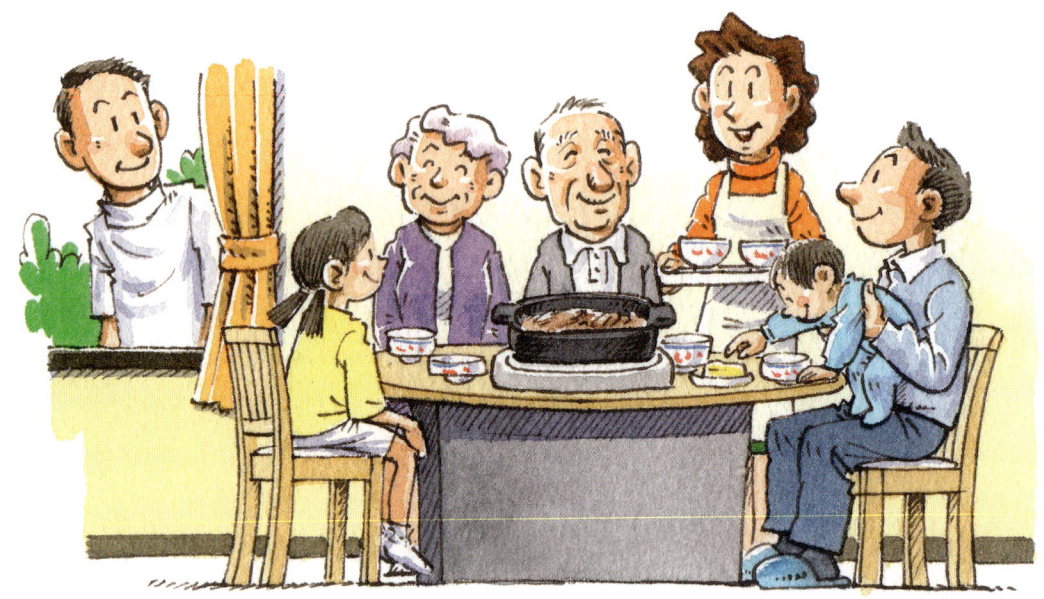

㉒ 時間軸と部位をうまく考えて治療を行う

どの歯にどれだけの治療時間・期間がかかるのか？　たとえば、感染根管、ペリオ、再生療法、インプラントの免荷期間など治癒を待つあいだにほかの部位を治療する。時間のかかるところから手をつけることが重要。

23 まず治療ゴールのイメージを固める

ゴールをイメージして治療に取り組まなくてはならない。行き当たりばったりの治療では、治療時間も回数も多くかかる。ゴールをイメージできなければ段取りを組むこともできない。イメージができてしまえば、治療中にイメージと現実との誤差を埋めていくだけ。

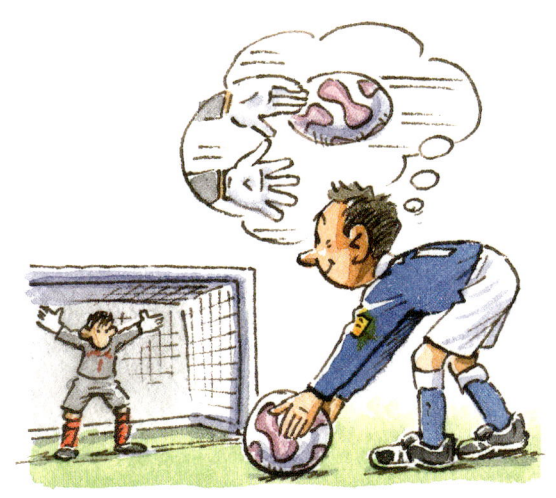

24 インターディシプリナリーの利点・欠点

インターディシプリナリーにも利点・欠点がある。欠点は責任の所在がはっきりしないところ！　また、矯正をまったくできない・知らない歯科医師が専門医に依頼をしても、おまかせになってしまう恐れがある。連携も重要だが、まずは自分を高めよう。

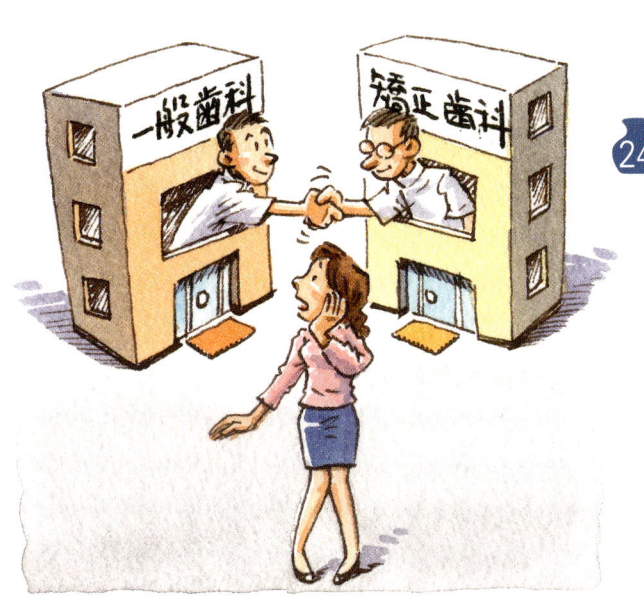

患者さんの希望を理解して治療計画をたてる

　１歯の治療から、隣在歯を含めたブロック治療、さらに全顎治療へと治療の範囲が広がるにつれ、治療計画は複雑になる。効率のよい治療計画を考える際には、まず、患者さんがどこまで希望しているのかを術者がしっかり把握することが重要。

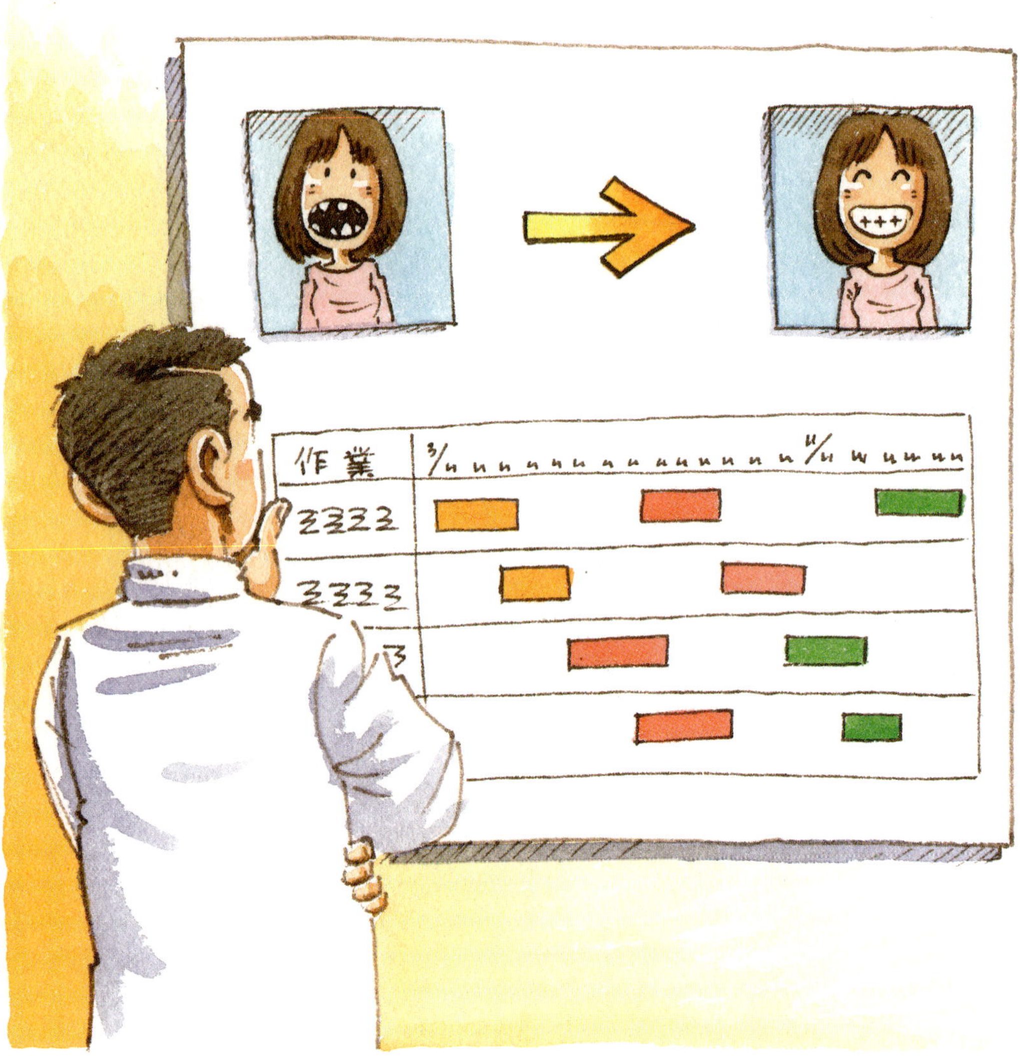

[実際の治療に役立つこと―こっそり教えます]

26 治療の完成度を高くするのは あたり前

全顎治療は局所治療の積み上げである。ただ、局所的な治療の完成度にとらわれて、時間・回数・手間・コストをかけすぎると、患者さんの満足は得られない。歯科治療はＦ１のピット作業と同じで、完成度と素早さが要求される。

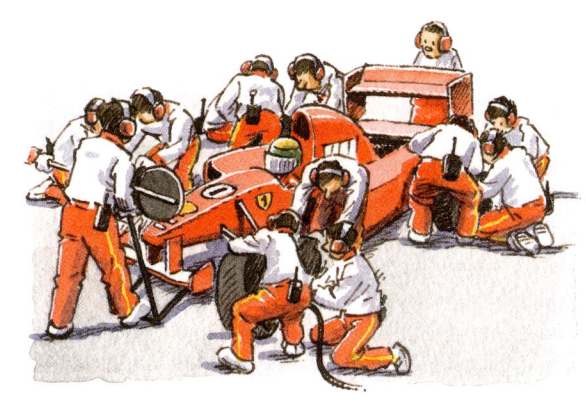

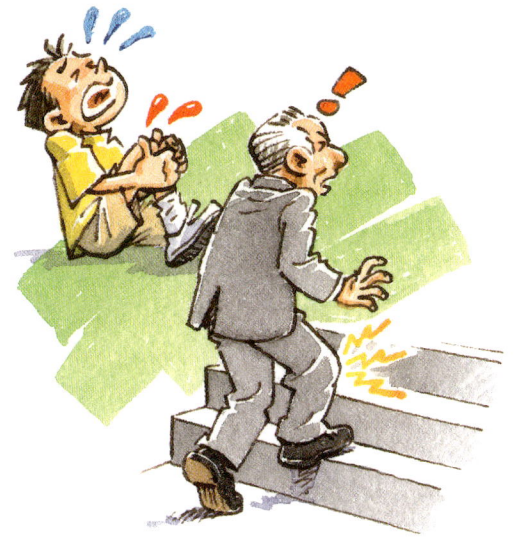

27 「感染による炎症」と「他の原因による炎症」を区別せよ

炎症があるから感染しているというわけではない。たとえば、いかにプラークコントロールを行っても炎症の取れない歯肉の原因は咬合に起因していることもある。「感染による炎症」と「それ以外の原因による炎症」を分けて考えていくことにより、見えてくる病態もある。

28 歯周環境の整備と咬合力の分配が重要

- 歯周環境の整備
    プラークによる感染に対する環境整備
- 咬合力の分配
    力が原因の炎症に対する補強工事

歯周病に対してはプラークコントロール、スケーリング・ルートプレーニング、歯周外科といった歯周治療を行う必要がある。炎症を取り、また手入れがしやすいように歯周組織の環境整備を行う。そのうえで連結固定、適切な咬合の付与により、咬合力を分配することが大切。

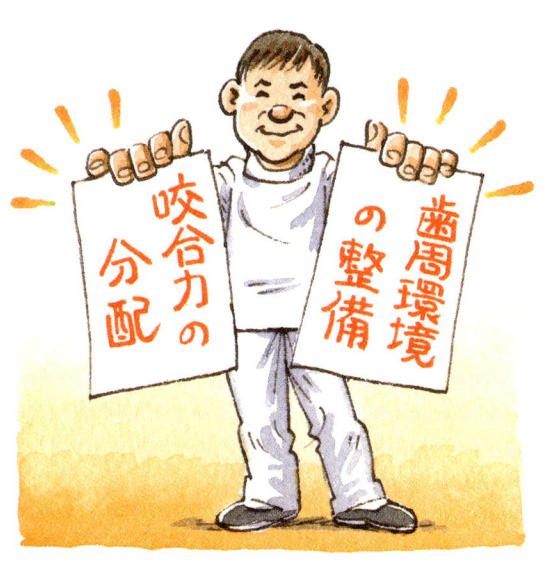

29 歯肉のバイオタイプに注意せよ

一般的に、欧米人は歯肉が厚く、日本人は歯肉が薄いことが多い。歯周外科、インプラント、骨造成などの術式は、欧米から発信されている。しかし、このような術式を同じように真似てもうまくいかないこともある。歯肉や骨の厚みを考え、切開線の設定など創意工夫するようなアジアンスタンダードが重要となる。

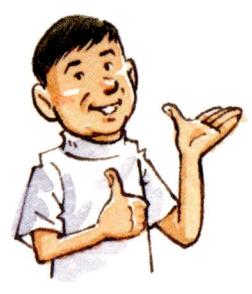

thin-scalloped　　　　　　　　thick-flat

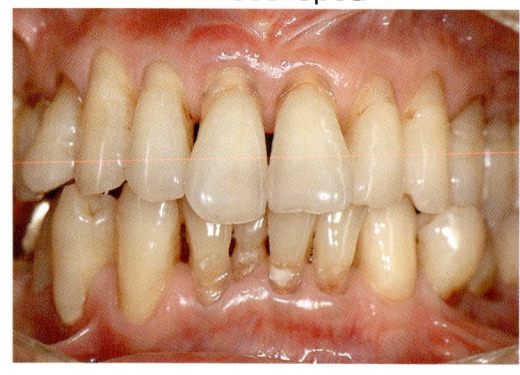
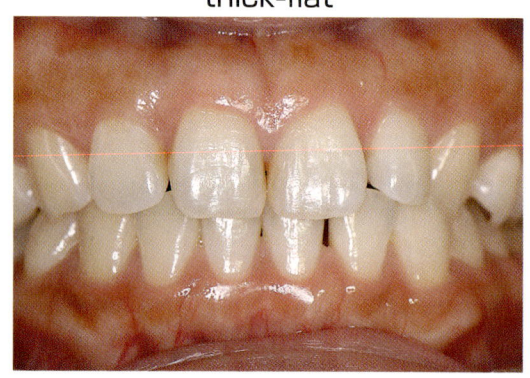

 ### 30 歯周外科は介入時期も治療技術のうち

早めに歯周外科を行い、治療を早く終わらせたいと思うのは考え物である。炎症の取れないうちにオペをすると、歯肉を過剰に切除する恐れがある。また、出血のため術野が狭くなり、オペ自体やりづらい。
介入時期の見極めが重要。

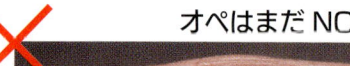

✗ オペはまだNO　　　　　○ オペOK

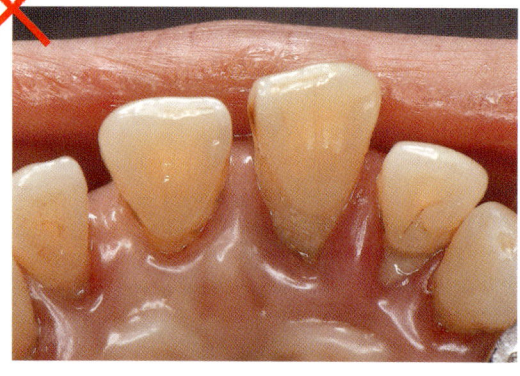
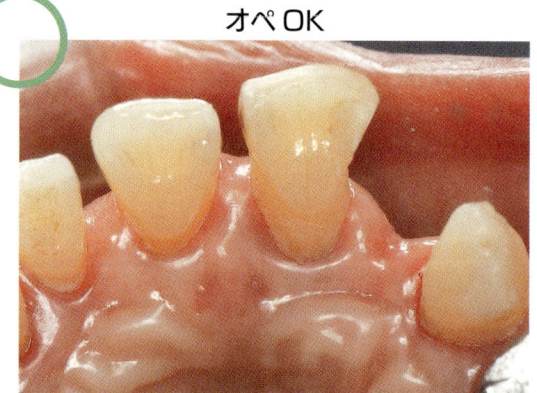

31 歯周外科の達人になる前はオペを分けて行うべき

歯周外科に慣れるまでは、内部環境を整えるオペと外部環境を整えるオペは、別々にすべきである。明視下で根面のデブライドメントを行い（アクセスフラップ）、その後、角化歯肉が足りなければ貼り付ける（FGG）というように、2回に分けて行えばさほど難しくない。

一度にするのは達人でなければ無理。

術前

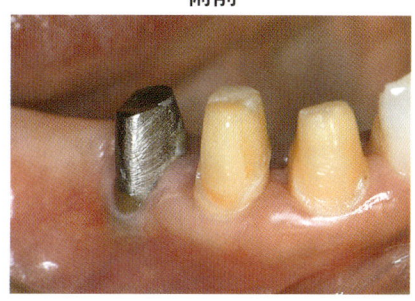

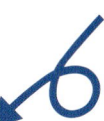

再生療法

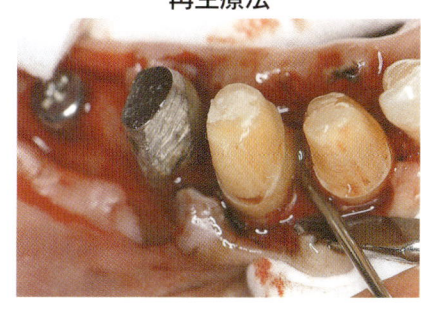

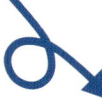

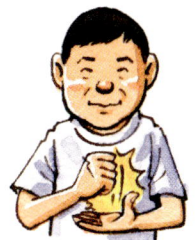

FGG

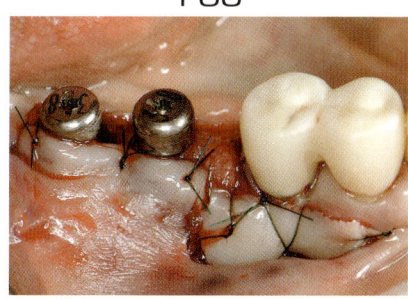

術後

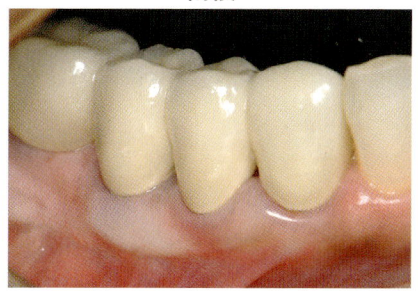

再生材料は有用だが魔法の薬ではない
　最近、さまざまな再生材料がでているが、やみくもに用いても材料と手間の無駄である。基本的な術式を身につけ、組織学的に考え、材料の性質を理解し、適材適所に用いることが重要。
　再生材料といっても魔法の薬ではない。

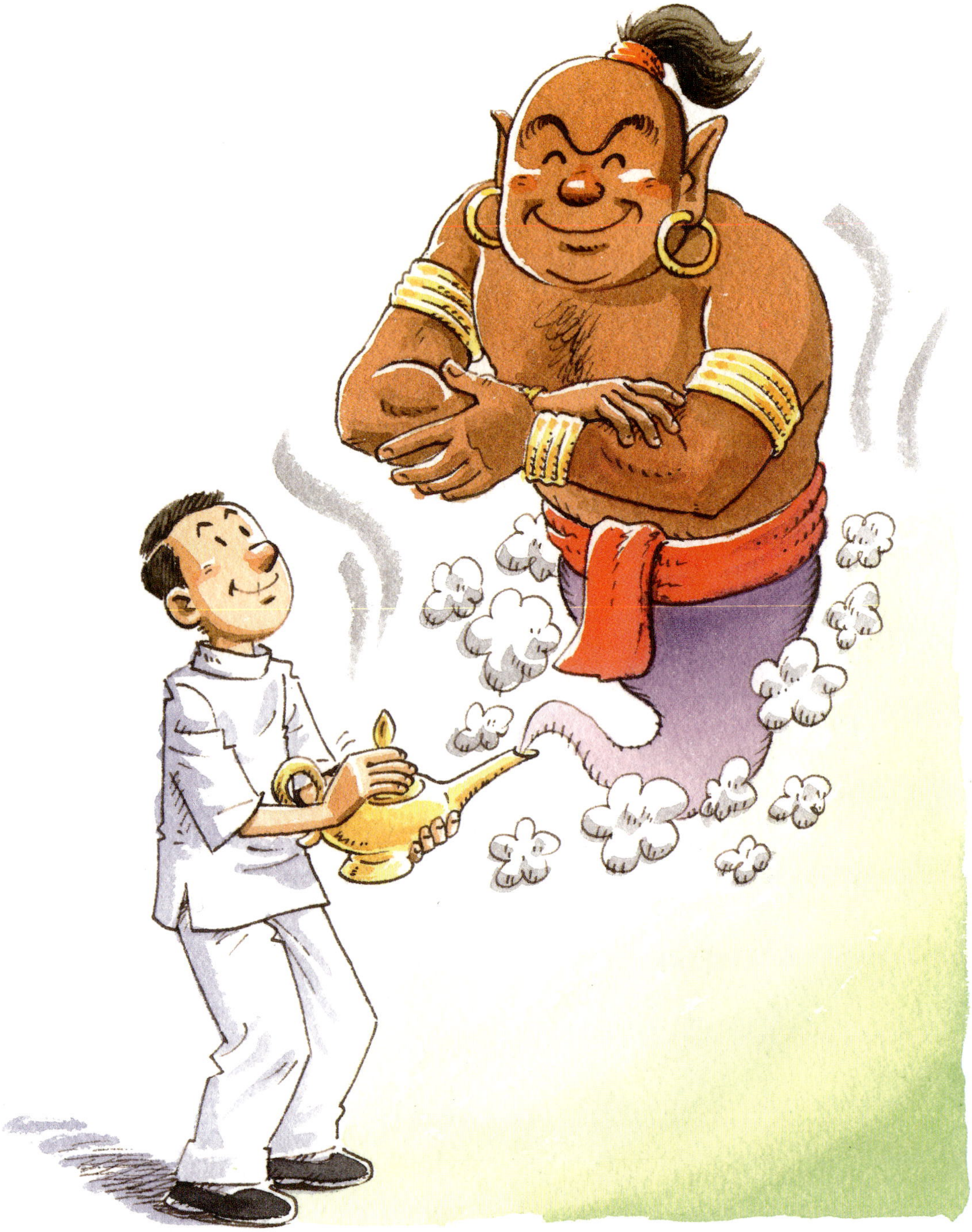

33 きれいな印象採得は炎症のない整った歯列から

歯列不正があると周囲の条件に合わせた形成を行わざるを得ない。これを解消するには、歯の移動を行い理想的な位置関係を構築する必要がある。また、理想的な支台歯形成だけで、印象採得がうまくいくわけではない。歯肉に炎症が存在すれば浸出液の影響で印象がうまく採れないし、圧排操作で歯肉に傷害を与えてもうまくいかない。炎症をコントロールし、境界明瞭なマージンラインの再現をめざそう！

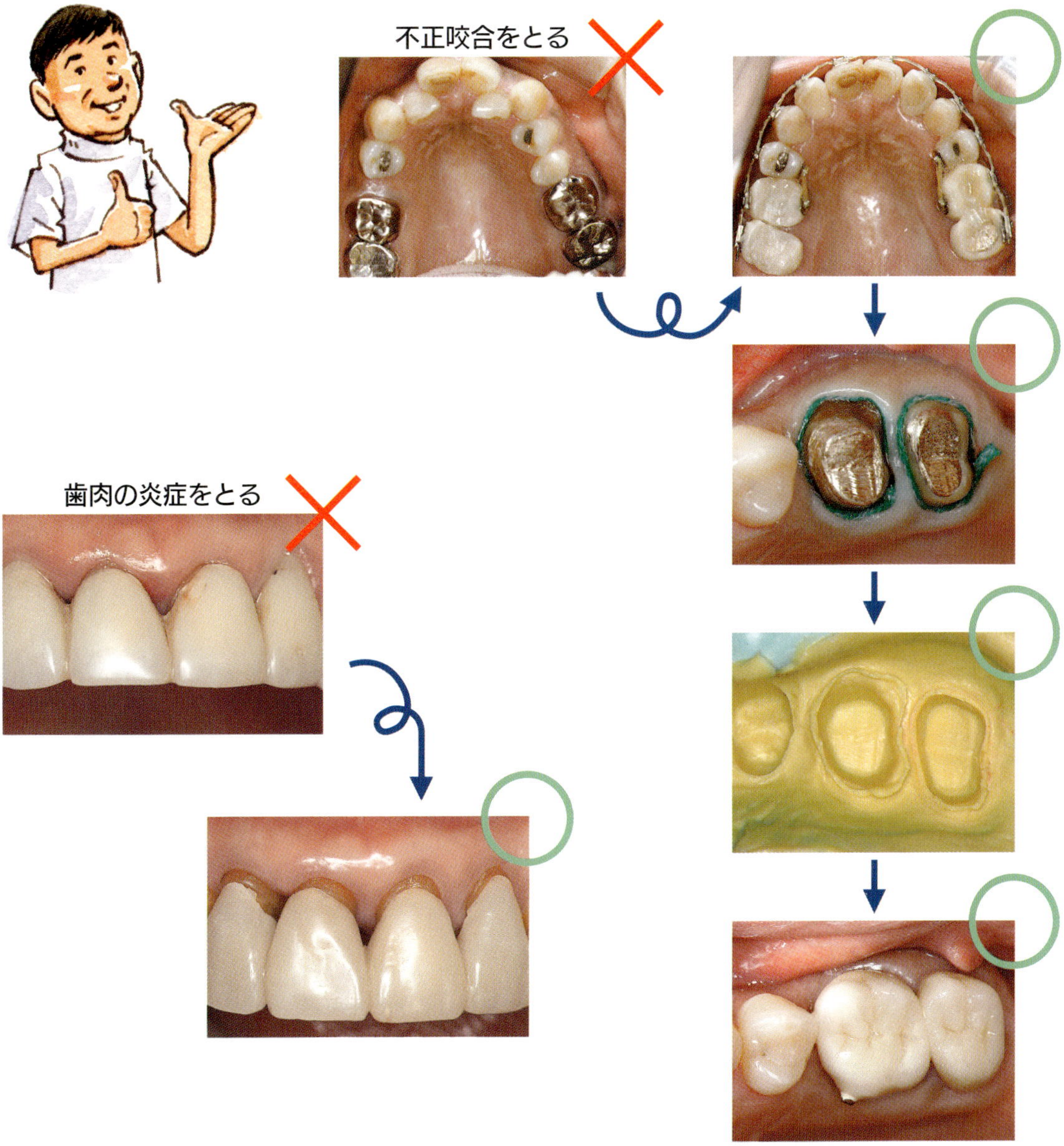

不正咬合をとる

歯肉の炎症をとる

34 支台歯形成はイメージが重要

支台歯形成は最終形態をきちんとイメージすることが重要である。形成に時間がかかりすぎると、スムーズな形成面が得られない。形成する面の順番を決め、使用するバーの本数および交換回数をなるべく少なくするように工夫する。小さな治療計画といえる。

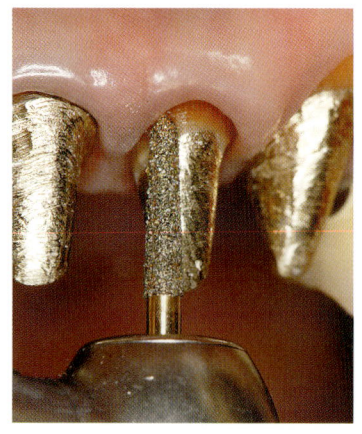
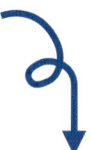
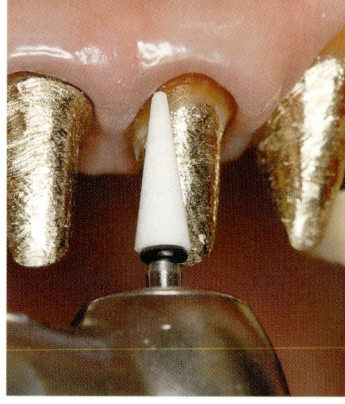
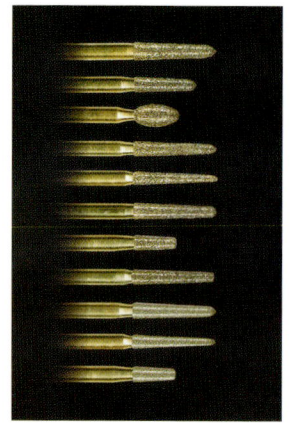

師匠・筒井昌秀先生考案
TM ダイヤモンドバー

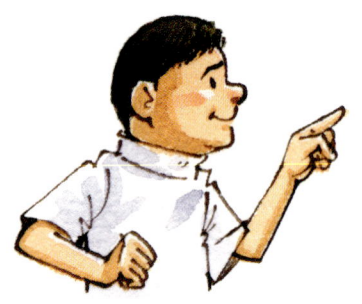

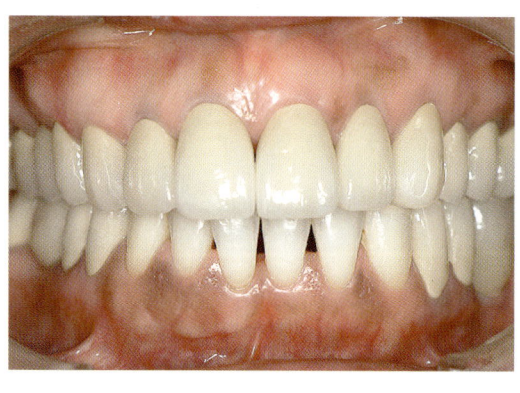

 ## 35 流れるような咬合平面を常にイメージすべし

感覚としては流れるような咬合平面をイメージすればよい。いびつでゆがんだ咬合平面は機能的にも、審美的にも問題がある。常にきれいな咬合平面をイメージすることにより感性を磨き、機能性、審美性を兼ね揃えた咬合平面をつくることができるよう努力しよう。

後編 1

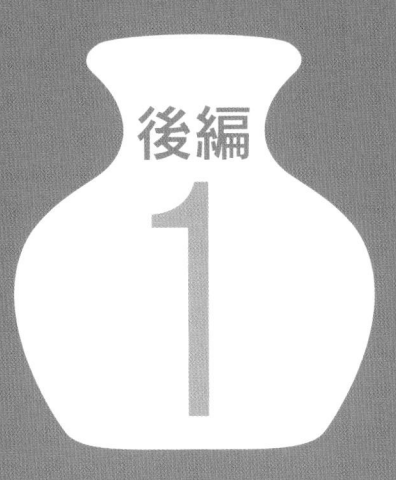

臨床のツボ―42選！
後編―12選

[💊実際の治療に役立つこと―じっくり教えます]

- ㊱ 歯と歯をあわせている時間は1日に15～20分
- ㊲ クロスマウントの意義
- ㊳ 窮屈な咬合→クレンチング　ルーズな咬合→グラインディング
- ㊴ インプラントのもっとも大切な役割は確実な咬合支持
- ㊵ 一般開業医も矯正治療の技術が必要
- ㊶ ペリオ患者に矯正を行うときの注意点
- ㊷ 最新機器は使っても使われるな！
- ㊸ デンタル・パノラマエックス線で想像力を働かそう
- ㊹ エビデンスも大事だが、臨床実感も重要

[💊治療終了時からが本当の勝負！]

- ㊺ 患者さんにとっては治療結果がスベテ！
- ㊻ 治療後の患者さんへの説明が実は重要！
- ㊼ これが本当のメインテナンス！

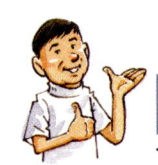

臨床のツボ─42選！　後編─12選

[🏺実際の治療に役立つこと─じっくり教えます]

🏺36　歯と歯をあわせている時間は1日に15～20分

咀嚼時、会話時など、正常な人が歯と歯をあわせている時間は1日に15～20分程度である。しかし、ブラキシズムやクレンチングのある人では、その何倍にもなる。これでは、歯をふつうの何倍も酷使しているのと同じであり、当然悪くなりやすい。このようなパラファンクションをもった患者さんの治療には注意が必要である。悪習癖に気づかず治療を行うと、後々大変なことになってしまう。

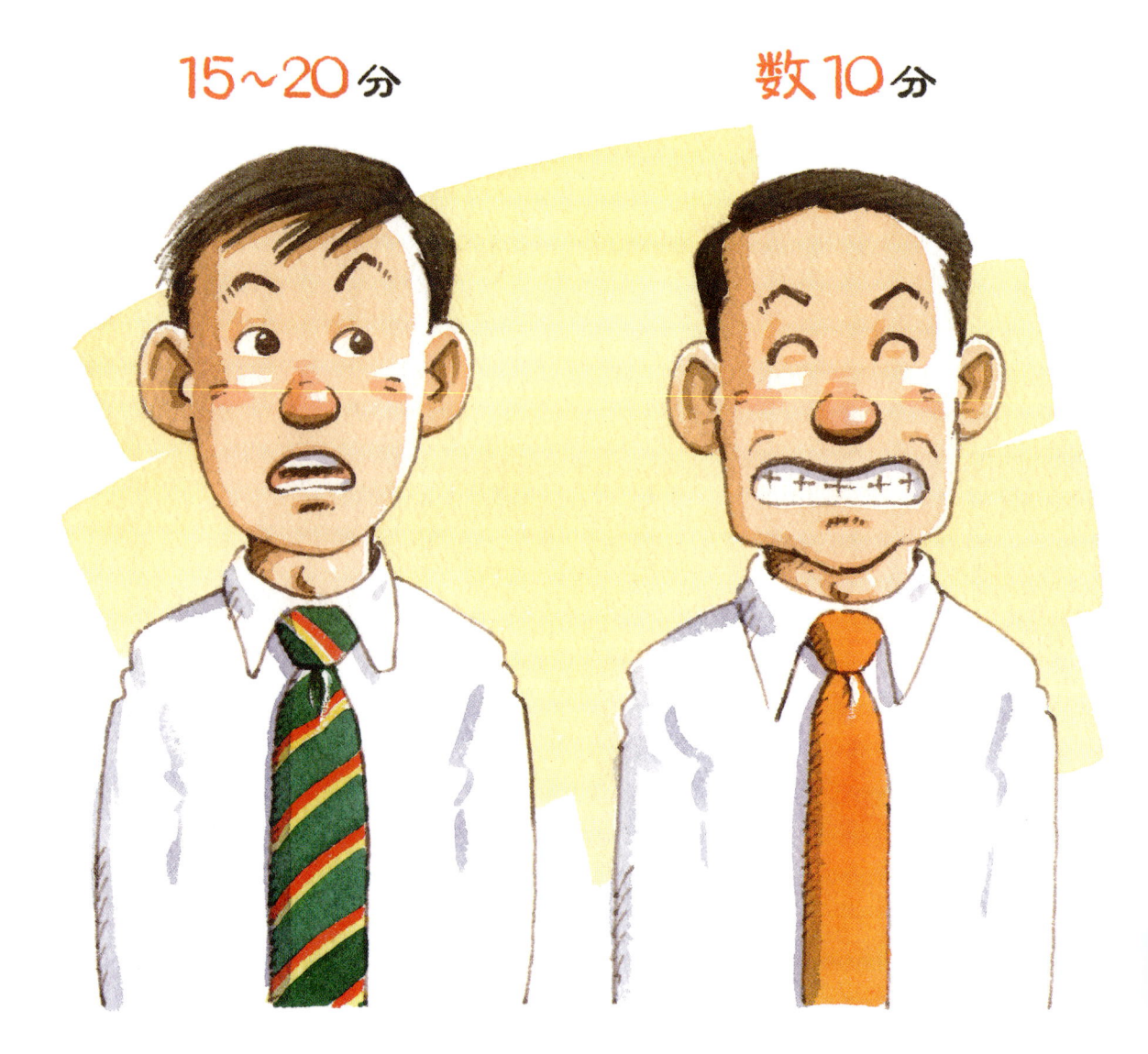

37 クロスマウントの意義

クロスマウントとは、長期間補綴設計を試行錯誤し模索したプロビジョナルレストレーションの情報を咬合器に移行させ、最終補綴に役立てることをいう。最終プロビジョナルレストレーションは、いわば何物にも替えがたい最高の情報源である。つまりプロビジョナルレストレーションの完成度が高いほど、製作される技工物の精度も高くなる。

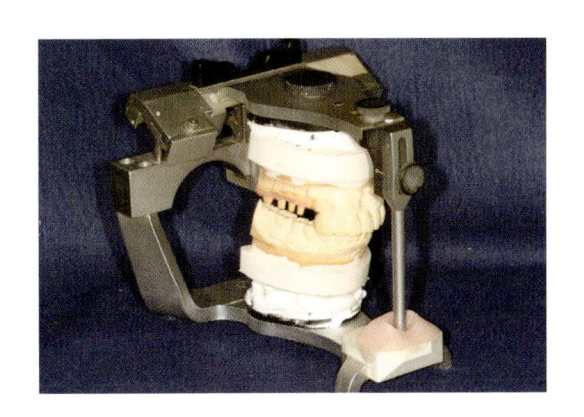

クレンチング

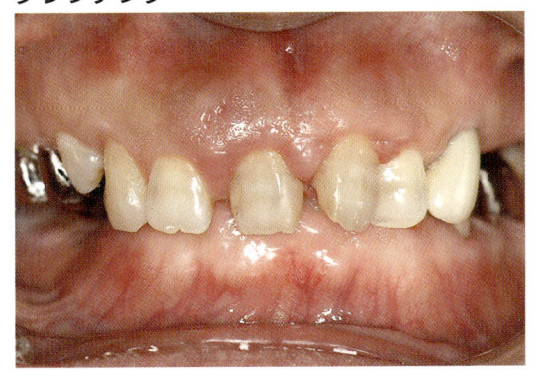

38 窮屈な咬合→クレンチング
ルーズな咬合→グラインディング

被蓋が深い、ガイドが強い、窮屈な咬合ではクレンチングを起こす。逆にガイドの弱いルーズな咬合ではグラインディングを起こす。補綴処置を行う前に、人それぞれの咬合の特徴を頭に入れておくべきである。適正な咬合を与えることにより、快適で壊れにくく、歯・歯周組織・顎関節にやさしい補綴処置を行うことができる。

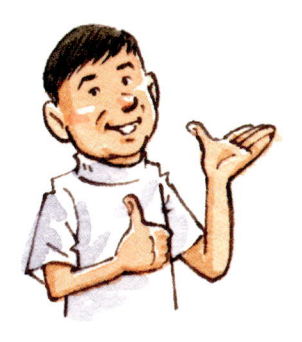

グラインディング

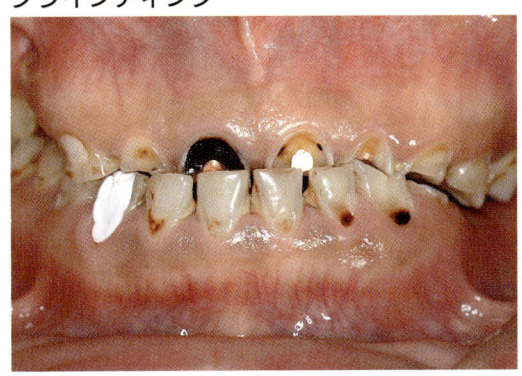

39 インプラントのもっとも大切な役割は確実な咬合支持

インプラントは確実な咬合支持を得るための重要なオプションである。インプラントを用いて、確実な咬合支持を獲得することにより、咬合が安定し、残存歯や顎関節の負担軽減に役立つ。

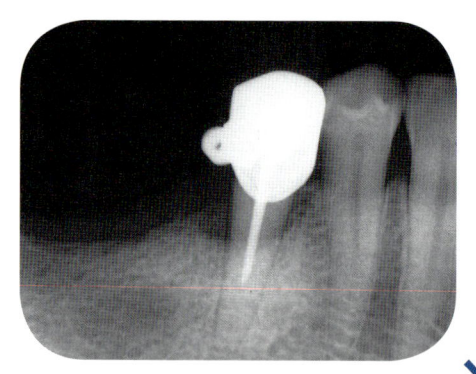

咬合支持獲得

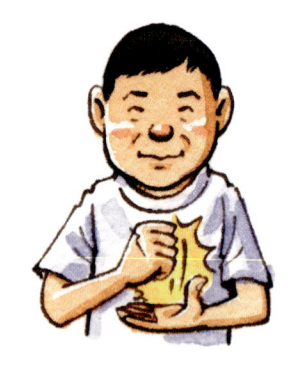

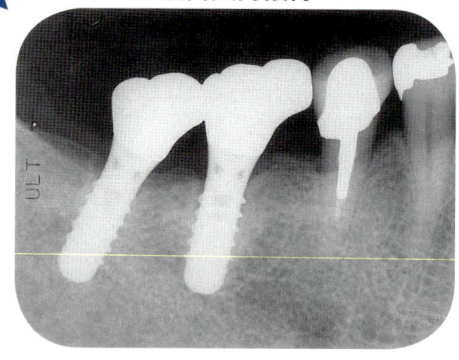

40 一般開業医も矯正治療の技術が必要

歯を思いどおりに動かすことは、一般開業医にも必要な技術である。矯正を行うことによって、治療の完成度は見違えるほど高くなる。ただ、完全に歯を思いどおりの位置に動かすことは大変困難であり、トレーニングが必要だ。

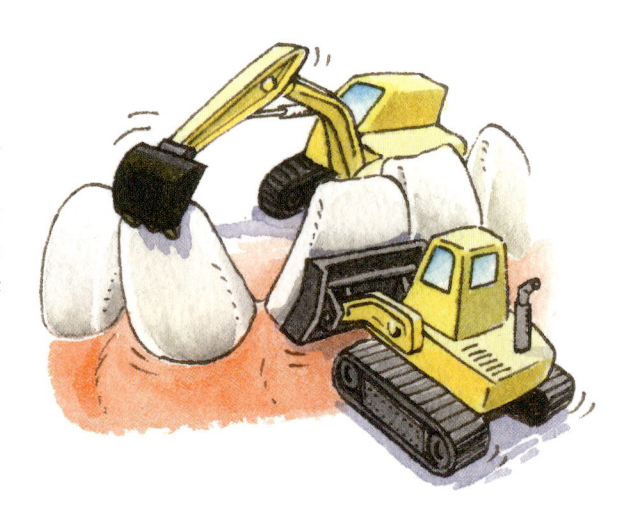

41 ペリオ患者に矯正を行うときの注意点

歯の移動を行う場合は、まず、歯周環境の改善が必須である。深い歯周ポケットが残存したまま歯の移動を行うと、矯正力により歯周病の急性発作を起こしたり、骨吸収が進む恐れがある。

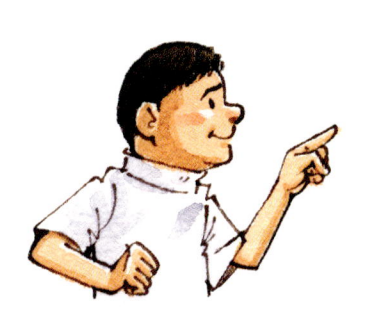

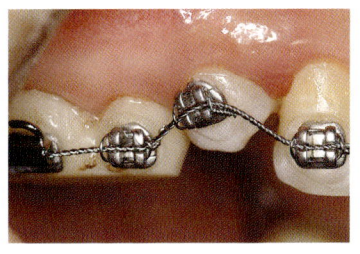

→ ただし、著しい叢生や傾斜、挺出の必要な症例は、器具のアクセスの観点からその限りではない。

術前

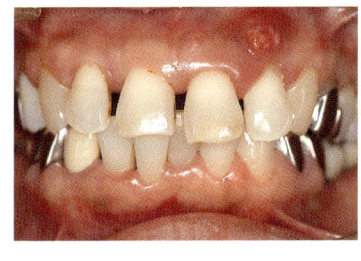

矯正中

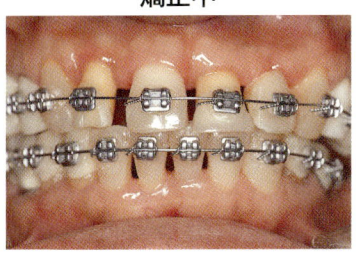

術後

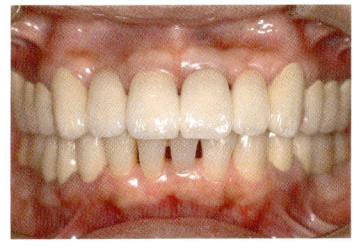

42 最新機器は使っても使われるな！

多くの歯科機器の長所短所を見極めながら使用していこう。マイクロスコープを用いた形成がすばらしいのではなく、マイクロスコープを使いこなし、的確な形成ができることがすばらしいのである。

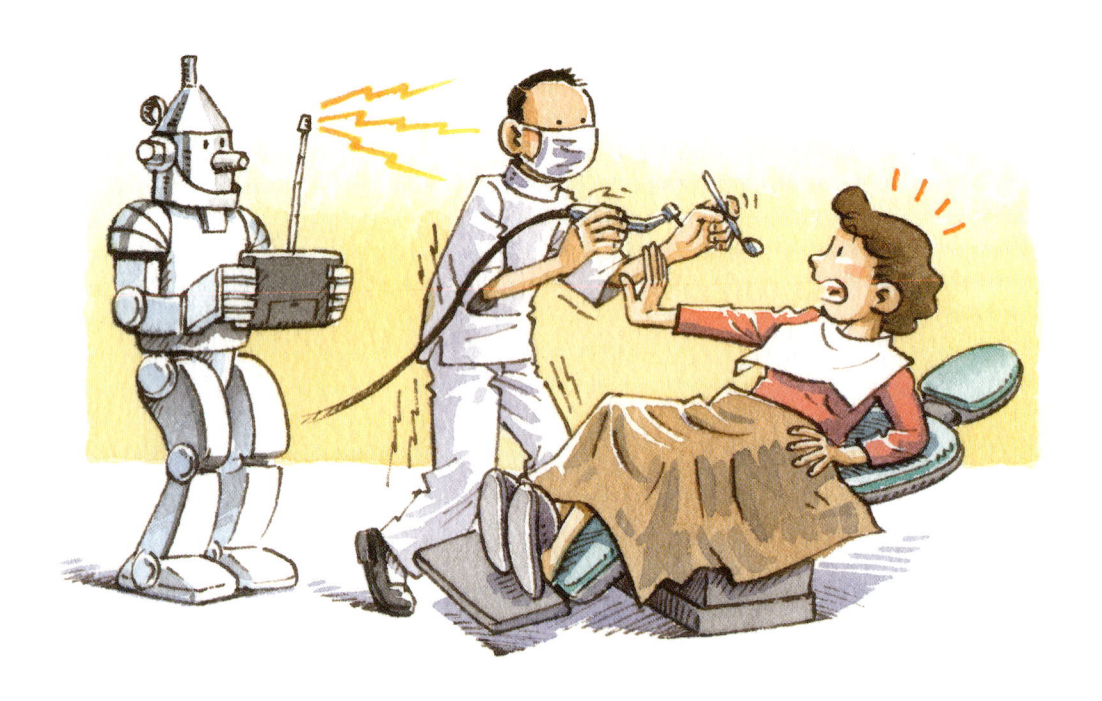

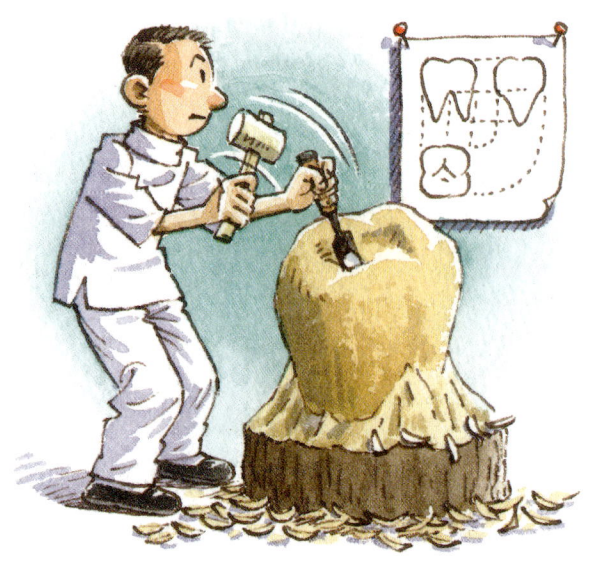

43 デンタル・パノラマエックス線で想像力を働かそう

CTを活用することももちろん重要だが、骨欠損状態や根管の湾曲などについて、二次元の情報をもとに三次元の診療をしなければならないことも多い。ゆえに歯科臨床は経験が必要であるといわれ続けてきた。最大限、経験に基づいた想像力を働かせ臨床に生かそう。

44 エビデンスも大事だが、臨床実感も重要

論文、研究データに裏づけされた技術はもっとも必要であるが、自分の臨床の現場でつちかった経験、その場で学んだ事実もまた重要である。

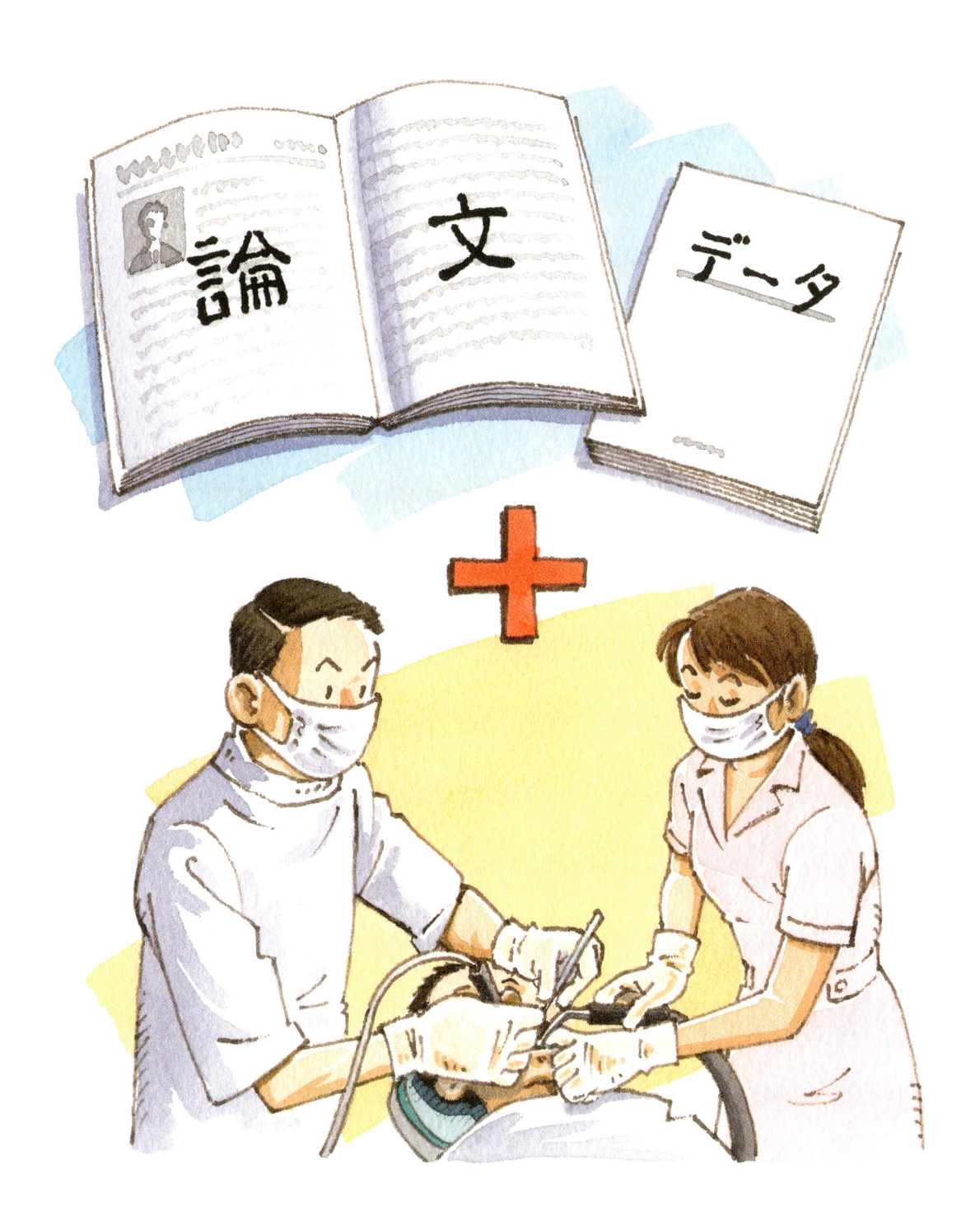

[🏺治療終了時からが本当の勝負！]

🏺45 患者さんにとっては治療結果がスベテ！

治療終了時、患者さんはほんの少しだけ審美に不満、咬合に不満。これでは何のために今まで、時間とお金をかけていただいたかわからない。結果がすべてを物語る。患者さんに不満があれば治療のやりかえをすべし。

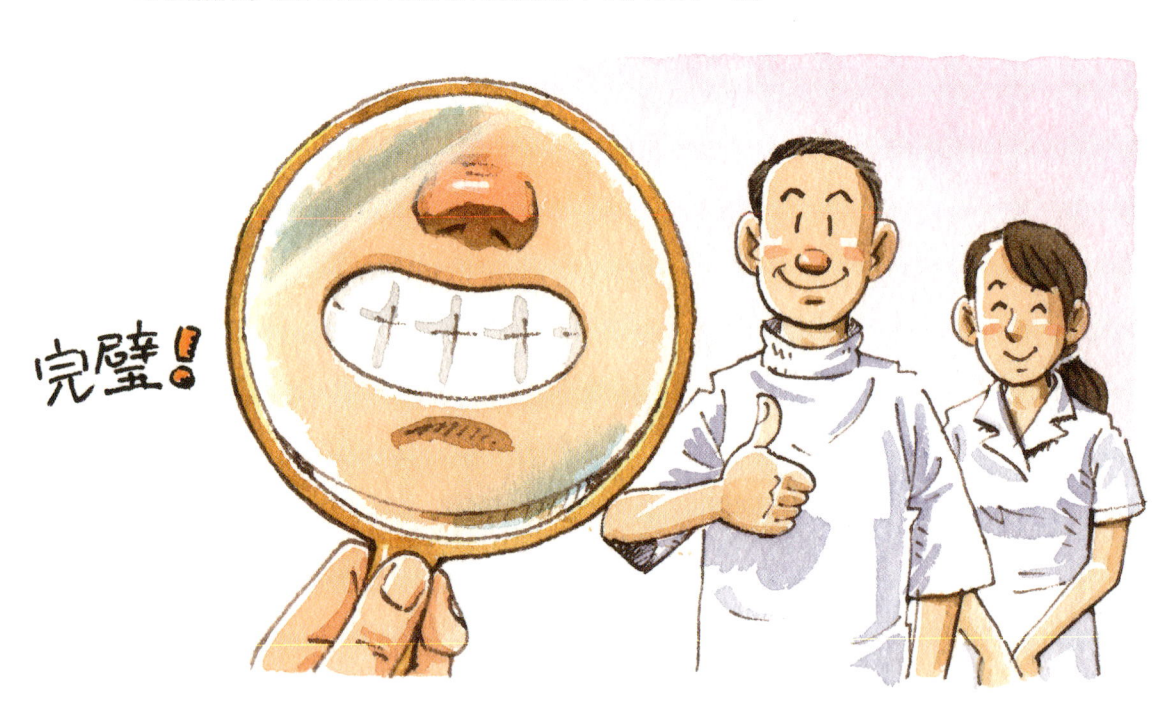

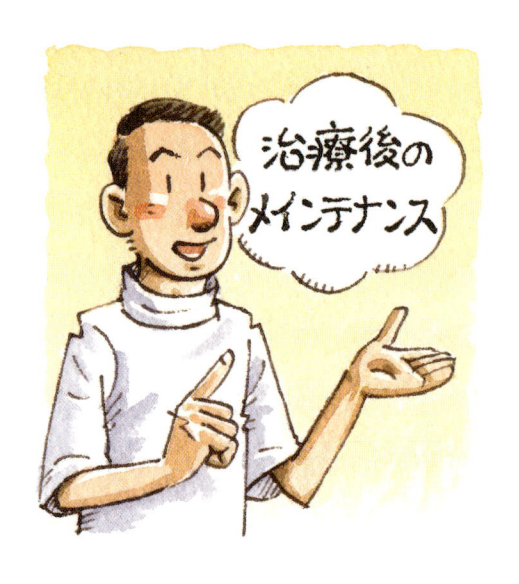

完璧！

🏺46 治療後の患者さんへの説明が実は重要！

治療前に患者説明を行っても、治療結果の説明をする歯科医師は少ないのでは？ 治療後、長期にわたるメインテナンスのなかで起こりうる可能性があるトラブルとその対応について、きちんと説明することが信頼を生む。

治療後のメインテナンス

47 これが本当のメインテナンス！

メインテナンスの患者さんの笑顔が絶えない医院。これは患者さんの満足を得ているなによりの証拠である。

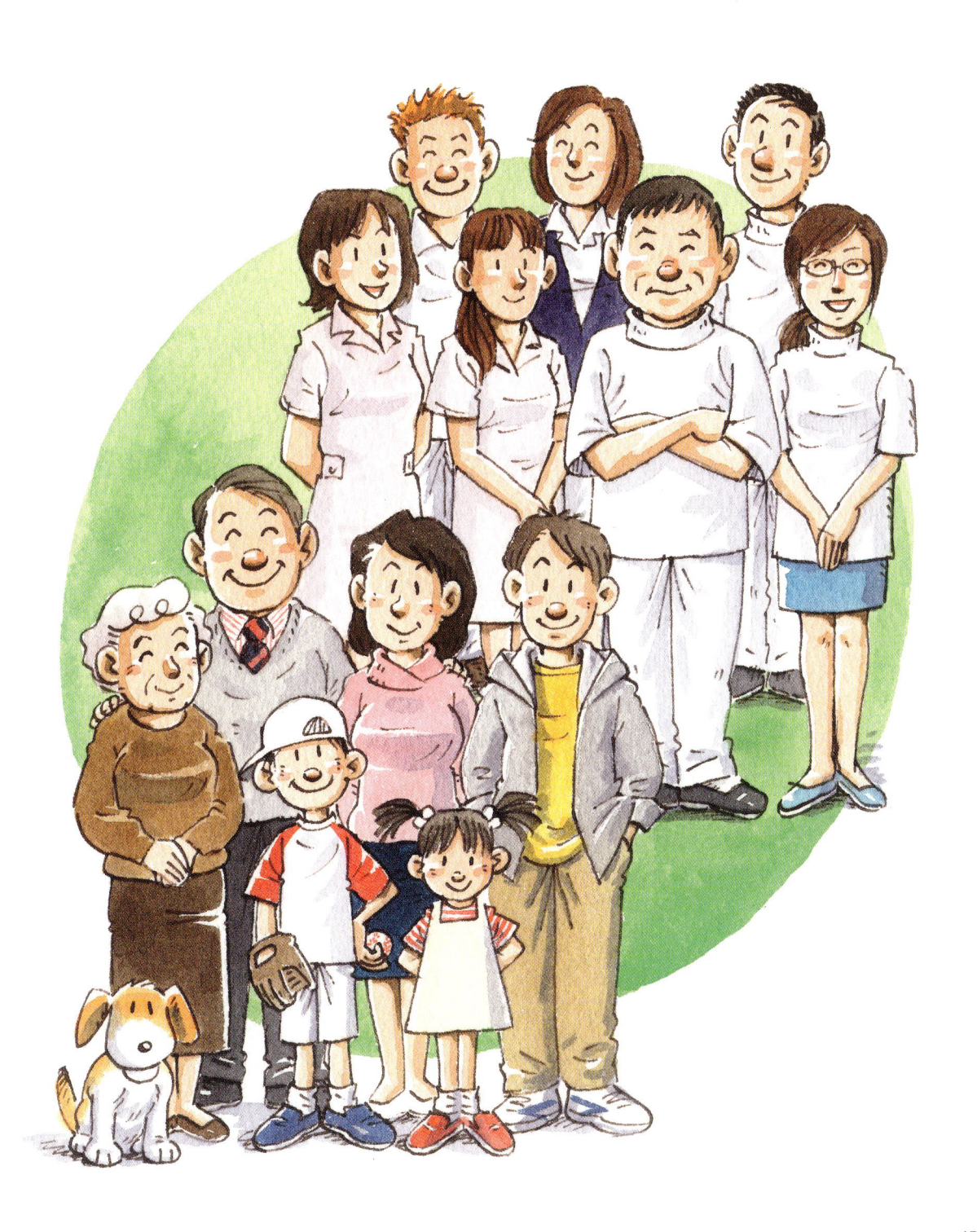

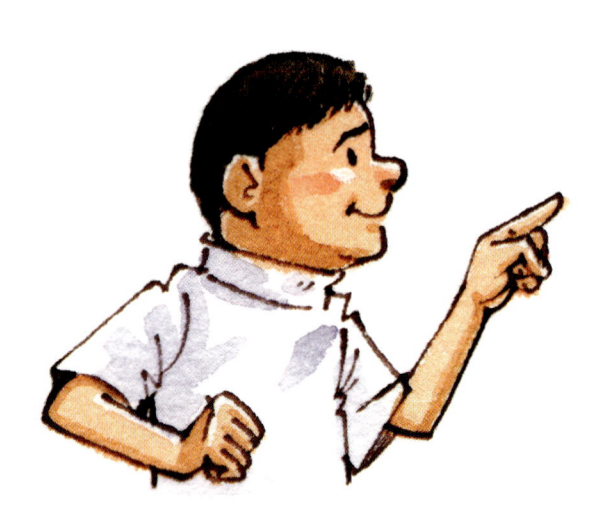

2 勉強のツボ―9選！

[🏺スタディグループ、コースにはそれぞれの意味が……]

- 48 技術向上のため、積極的にスタディグループ、コースに参加しよう
- 49 多くの先生の考え方を理解し、臨床に取り込もう
- 50 たたかれてこそ人生！
- 51 コースでは、講師に1日1回は質問をしよう！
- 52 懇親会には必ず参加しよう
- 53 知識、技術の習得のためには、投資が必要である

[🏺ライバルに勝つ]

- 54 ライバルに勝つには、圧倒的な知識をもつことが必要
- 55 疑問をもち、好奇心旺盛なほうがよい
- 56 歯科臨床は考えながら、手を動かしながらするもの

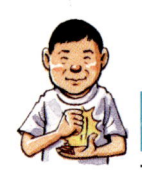

勉強のツボ─9選！

[スタディグループ、コースにはそれぞれの意味が……]

48 技術向上のため、積極的にスタディグループ、コースに参加しよう

技術は日進月歩である。大学で習ってきたことは、基本中の基本。IT社会の現在、一般の人でも多くの医療知識を手に入れることができる。患者さんのニーズに応えていくためにも、自分の臨床の幅を広げるためにも技術の向上が欠かせない。

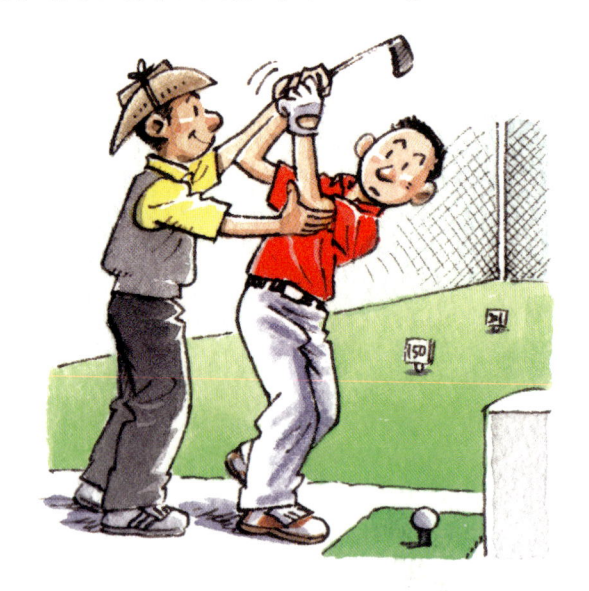

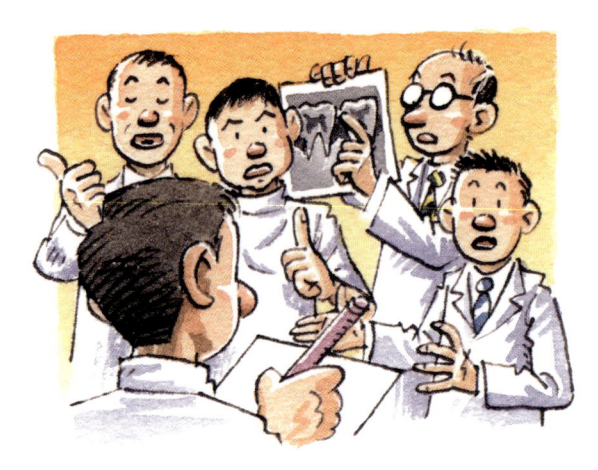

49 多くの先生の考え方を理解し、臨床に取り込もう

治療方法は1つではない。さまざまな考え方がある。多方面の勉強会に参加して、いろいろな先生からそれぞれの考え方を学び、多くの知識を手に入れる必要がある。その良し悪しは自分で判断すること。そうすれば、やみくもに講演を聞くだけでなく、考えて聞くようになる。

50 たたかれてこそ人生！

ケースプレゼンテーションを行うと、自分の欠点も見えてくる。ただ、ときにはたたかれることもある。しかし、たたかれたことこそ記憶に残り、"なにくそ"という反骨精神も生まれてくる。褒められるだけでは、技術の向上にはつながらない。

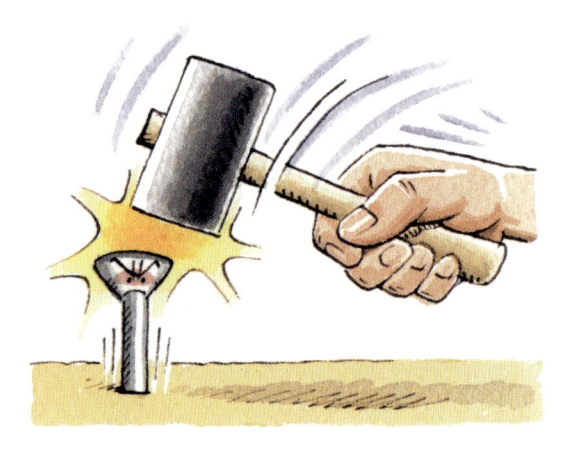

51 コースでは、講師に１日１回は質問をしよう！

コース受講時に、講師の先生の言うことを聞くのも重要であるが、自分が疑問に思った点は必ず質問すること。そうすれば、さらに深い内容を知ることができ、講師に名前も覚えてもらえる。"何を聞いていいのかわからない"と思ってしまうが、なんでもいい。何のために時間を費やし、高いお金を払ってコースを受講しているのか？
聞くは一時の恥、聞かぬは一生の恥。

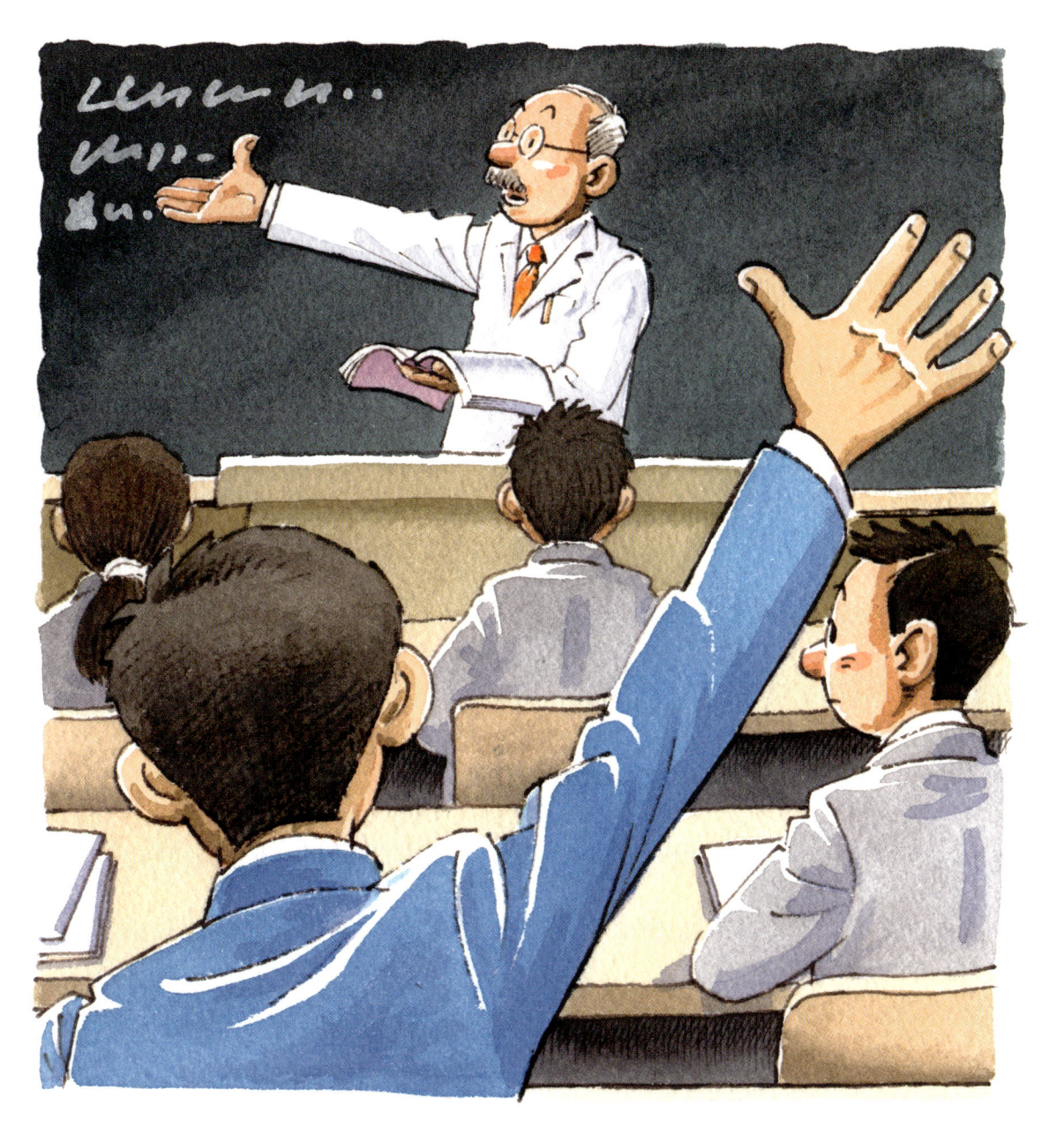

52 懇親会には必ず参加しよう

懇親会で講師の先生方との距離はぐっとちぢまる。他の受講生の手前、聞けなかったことや、わからなかったことをもう一度聞くチャンスであり、講師の先生方もお酒が入ると饒舌になりやすくいろいろな話が聞けるはず。また、自分の顔を覚えてもらえるチャンスでもある。コース以外のときでも、講師の先生と出会う機会はたびたびある。また、そのときにいろいろな話ができるのも財産である。

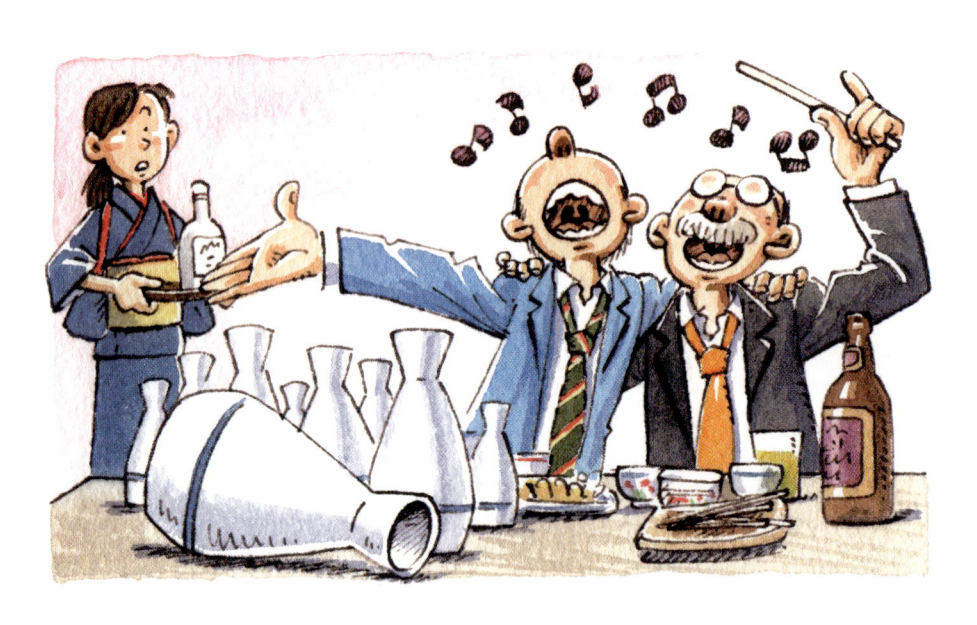

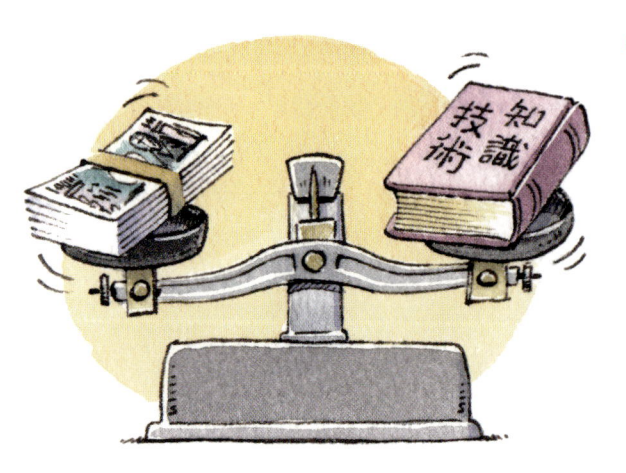

53 知識、技術の習得のためには、投資が必要である

講演会、勉強会に参加するのは、自分自身への投資である。設備投資しない企業は業績を伸ばすことは難しい。医院の設備投資も必要だが、自分自身への投資（講演会、勉強会）がすなわち病院のための投資になる。

[🍶ライバルに勝つ]

54 ライバルに勝つには、圧倒的な知識をもつことが必要

ライバルという存在は自分自身を成長させる。歯科医師は多くの技術をもち治療を行うもの。その技術は知識に裏づけられたものでなくてはならない。知識という引き出しを多くもっている方が勝つ。それも圧倒的な知識がないとライバルには勝てない。

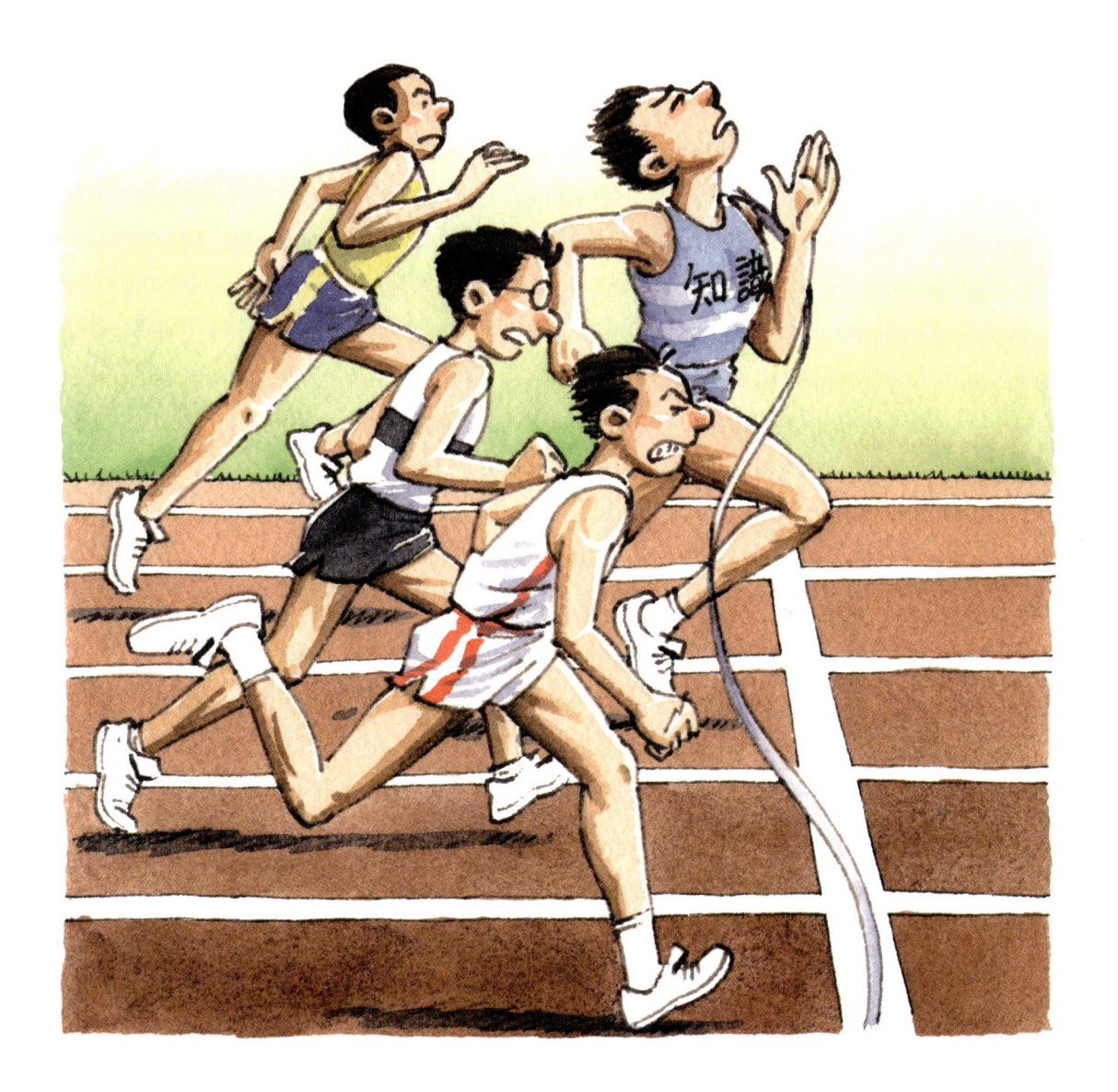

55 疑問をもち、好奇心旺盛なほうがよい

臨床においては疑問をもつことが大切である。そして、その疑問を自分自身で解決していくことこそ勉強である。あくなき探究心が自分の知識を増やしてくれる。教科書をただ読むだけでは本当の知識は身につかない。

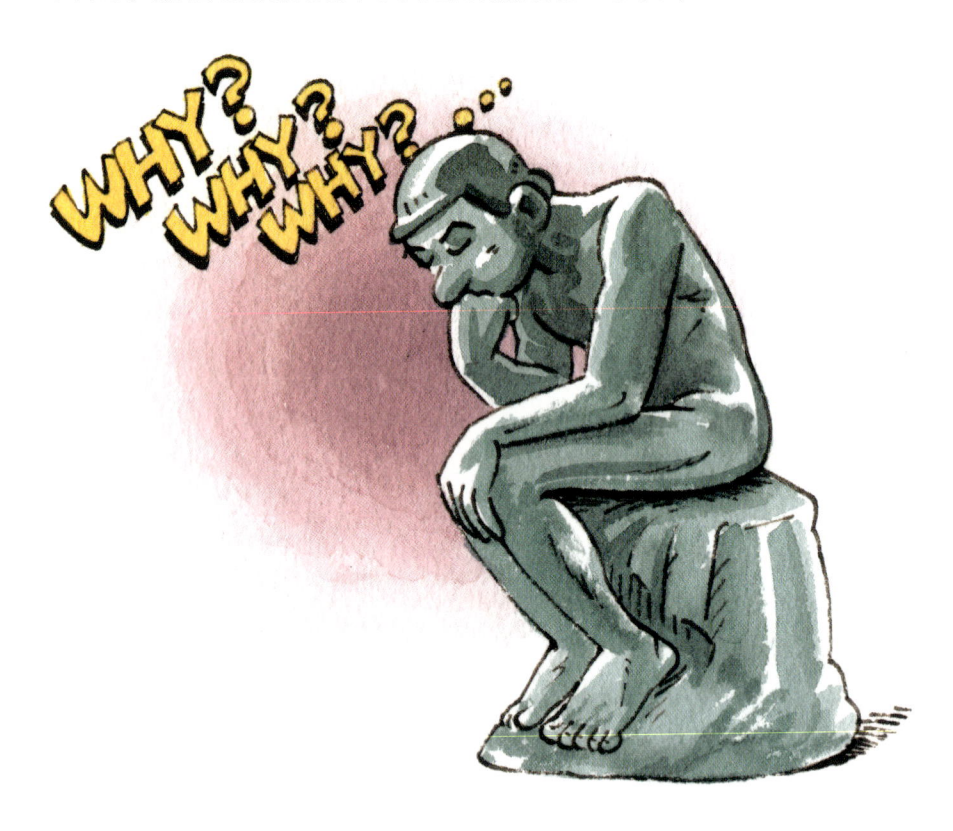

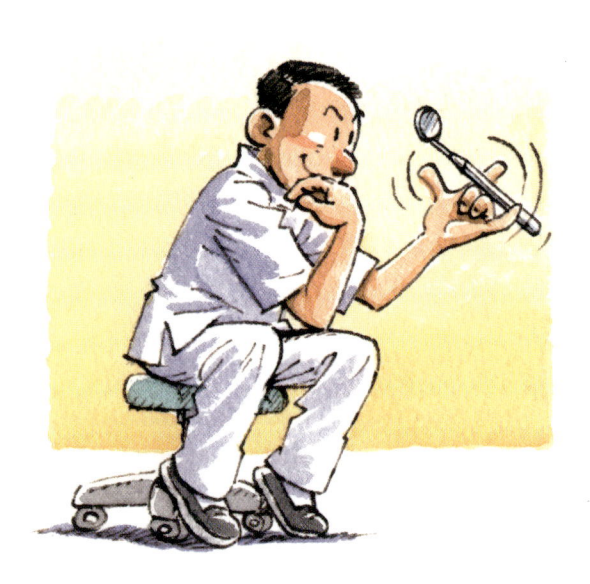

56 歯科臨床は考えながら、手を動かしながらするもの

なぜ、どうして、このような結果になったのかそれを常に考え、整理し、実践することが重要である。歯科臨床は、知識に裏づけられた技術が必要である。頭で考え、さらに手技がうまくないといけない。

3 開業のツボ―4選！

- 57 口コミを中心にしたスタンスで！宣伝は必要以上にはしない
- 58 段取り上手は仕事上手―受付編
- 59 最初から歯科技工士を置く前提での開業
- 60 他の医院に負けない技術力が必要

開業のツボ―4選！

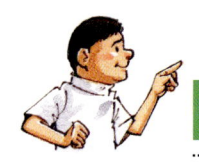

57 口コミを中心にしたスタンスで！宣伝は必要以上にはしない

患者さんのニーズをふまえて看板や宣伝広告をだすのはある程度必要であるが、自分の力を最大限に発揮できる患者さんの数は限られている。自医院の診療の特徴・結果をもっともよくわかっているのは実際に治療を受けた患者さんであり、その患者さんの紹介が最高の宣伝である。

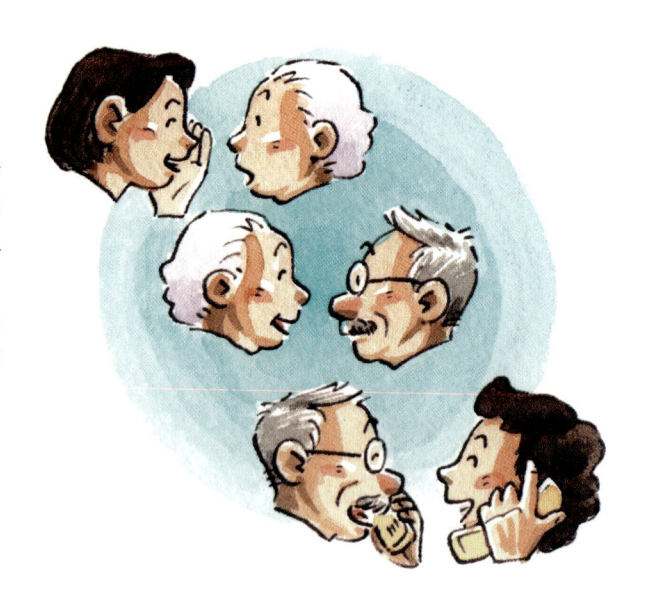

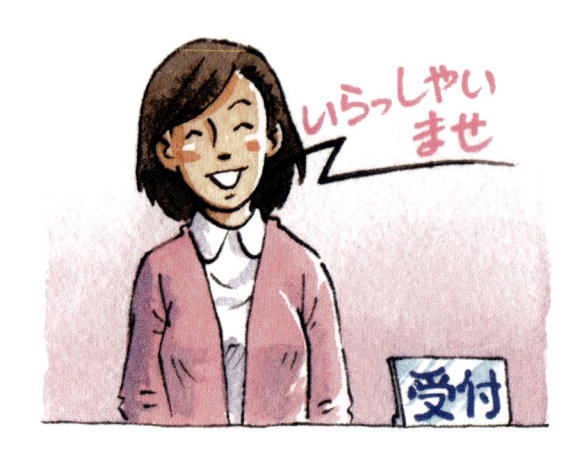

58 段取り上手は仕事上手―受付編

治療にかかる時間を予測し、複数あるユニットの流れ・効率性を考えて入れられた予約がどれだけ医院の無駄を省き、効率を上げていくか、考えてみてほしい。やはり、しっかりとした専任の受付が必要である。

59 最初から歯科技工士を置く前提での開業

口腔内の状況は人それぞれであり、的確に補綴物に反映していくには、指示が行き届き、自分の考えを理解してくれる歯科技工士が必要になる。現在の歯科治療はプロビジョナルレストレーション・治療用義歯など、治療過程で修理・調整が必要なものも多い。チェアサイドでの時間短縮や効率を考えても、歯科技工士の存在は欠かせない。

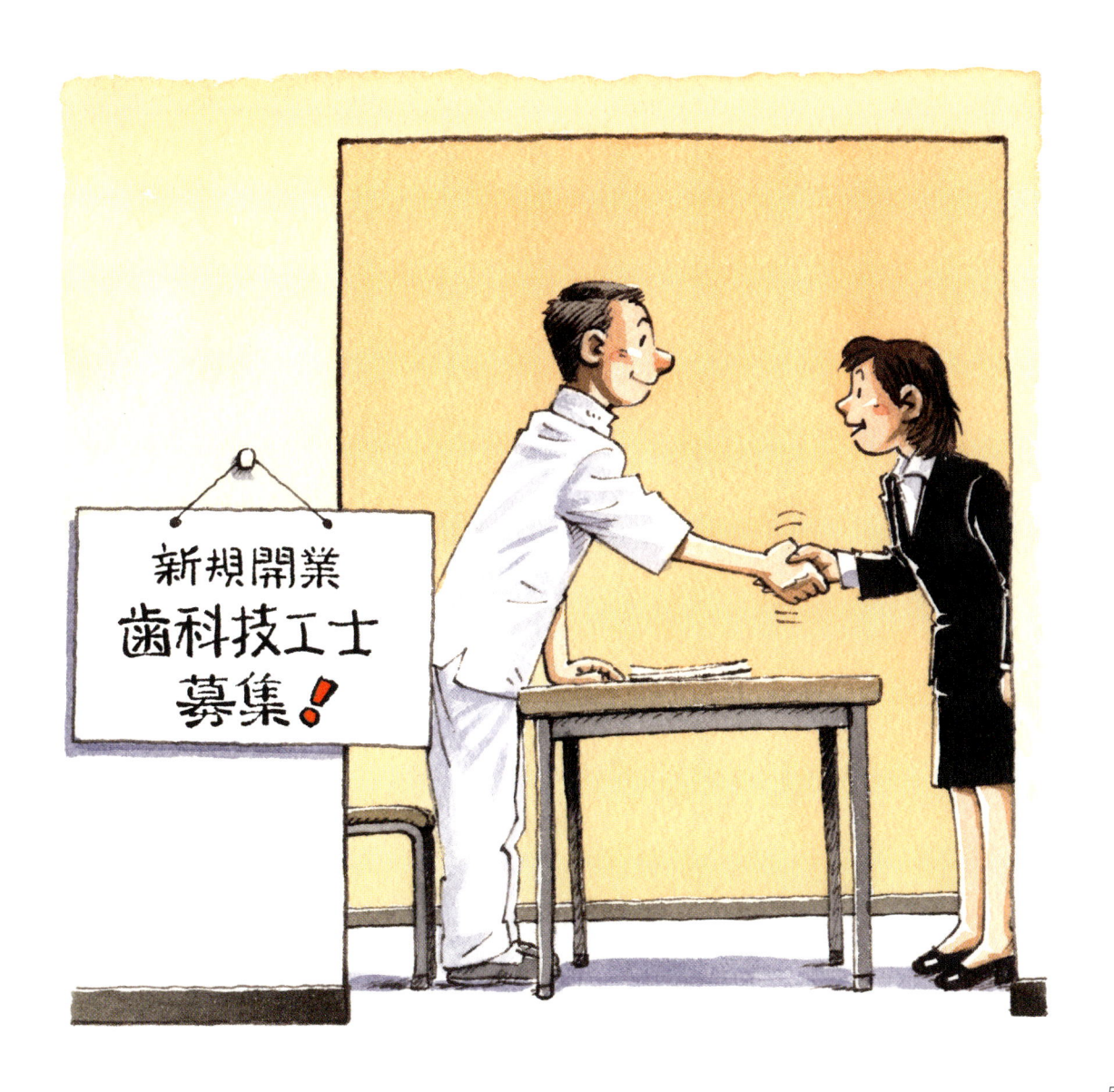

60 他の医院に負けない技術力が必要

集患のためには、病院の雰囲気や話術、医療サービスなどさまざまなものが必要である。しかし、競争に打ち勝つ根底にあるのは、他の歯科医師、歯科医院に負けない圧倒的な技術力だ。患者さんの要望に応えられれば信頼を得ることにつながり、つぎに付加的なものが求められてくる。成功するためには、歯科医師自身とその医院のもつ引き出しの多さが大切。

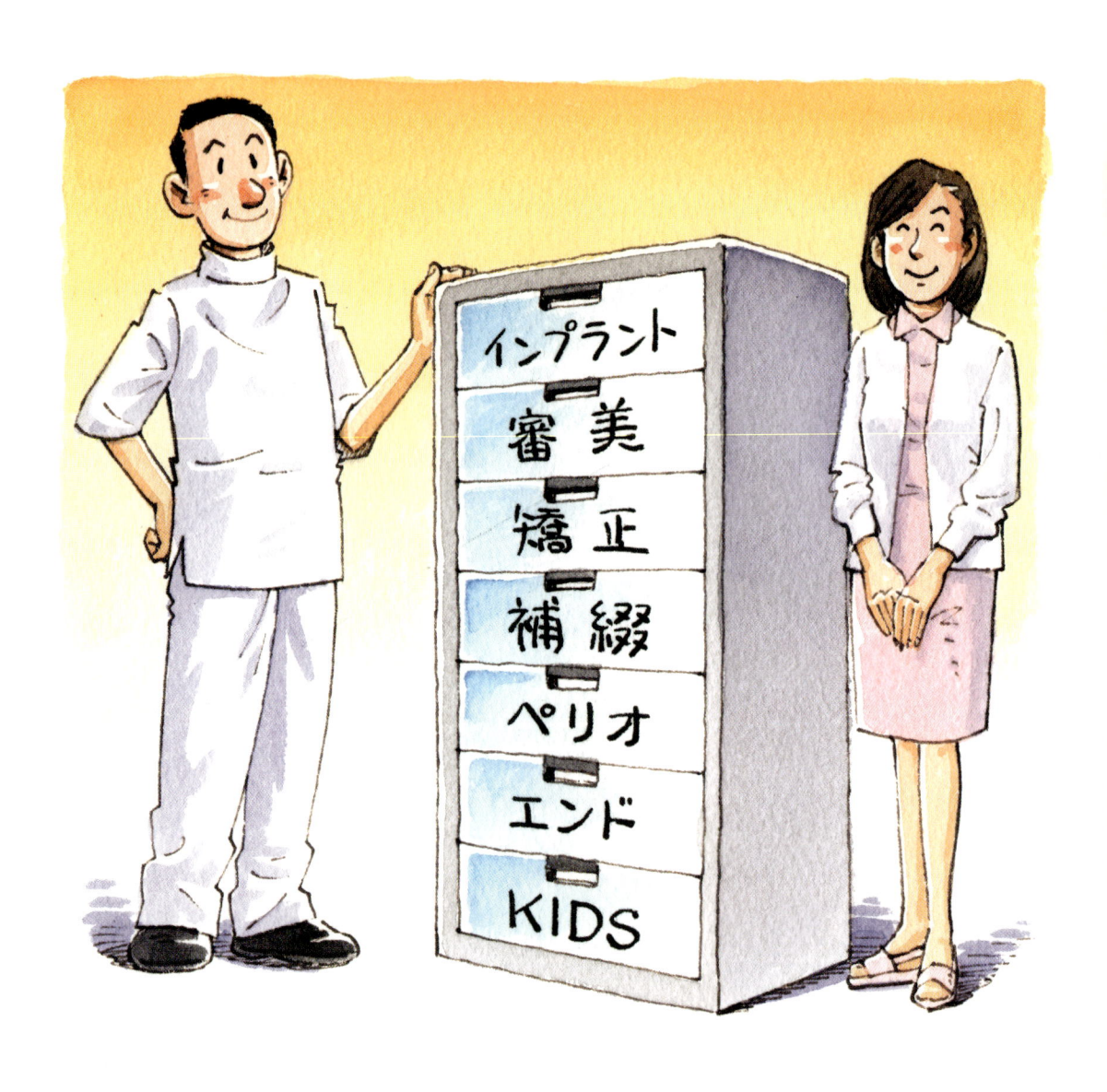

4 医院経営のツボ—6選！

- 61 歯科医院は治療技術を提供するサービス業
  技術を上げ付加価値をつけよう
- 62 お山の大将になるな！
- 63 歯科医院数はコンビニエンスストアより多い
- 64 歯科治療≒品質管理
- 65 目標を明確に！
- 66 自医院のブランド化と歯科業界の底上げ

医院経営のツボ―6選！

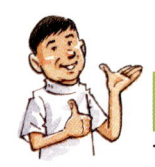

61 歯科医院は治療技術を提供するサービス業
技術を上げ付加価値をつけよう

インプラントやメタルボンドを物として患者さんに提供していないだろうか？　患者さんからいただく治療費は材料代ではなく、あくまでも診療における技術料なのである。「口腔内の健康を通して得られる満足」が患者さんの要望である。

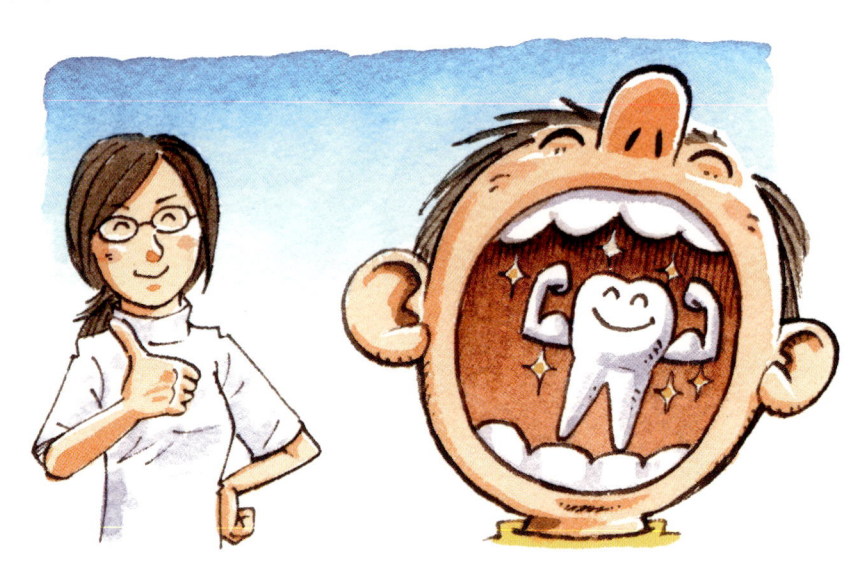

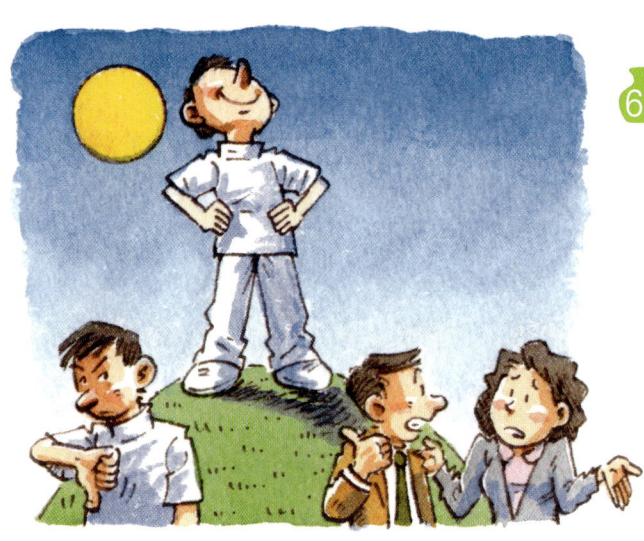

62 お山の大将になるな！

オーナーである歯科医院の院長は、「お山の大将」になりがちである。しかし、社会は人と人とのつながりで成り立つ。単なる「お山の大将」では誰も相手にしてくれない。社会情勢、世の中の話題、流行など、医療人であると同時に一経営者であり、社会に溶け込む必要がある。

63 歯科医院数はコンビニエンスストアより多い

一昔前までは歯科医院の数は少なかったが、平成19年（12月末概数）では67,879件になる。これは全国のコンビニエンスストアよりも多く、しかも年々増え続けている。これからの時代は日々の研鑽がますます重要になる。

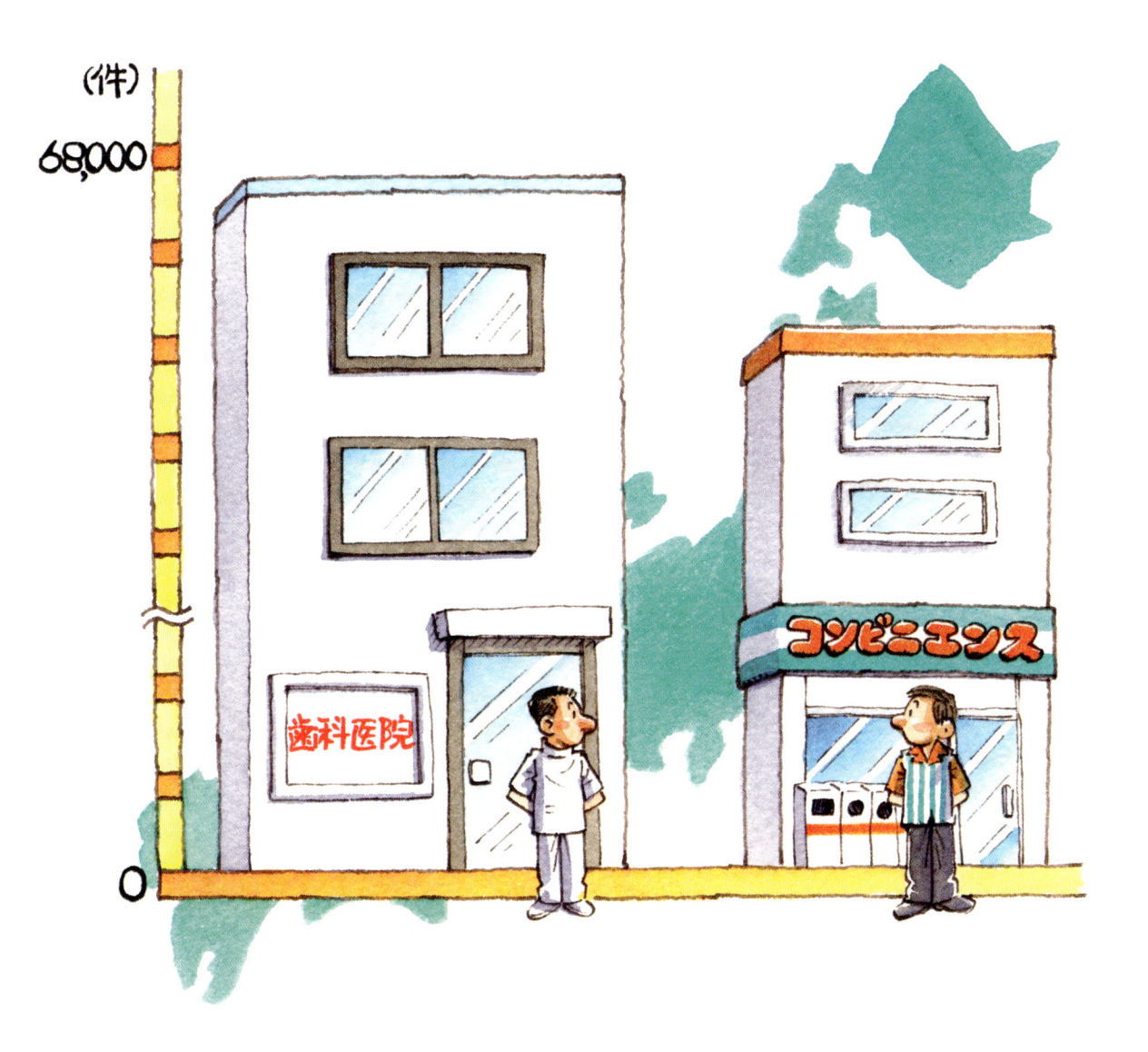

64 歯科治療≒品質管理

歯科治療は品質管理と同じである。よい品質管理がなされていないと、一瞬のうちに信頼を失うことになる。つまり、基本的な治療がしっかりできていないと、それは偽装した製品と同じである。常に一定のレベルで品質管理ができるよう努力しよう。落とし穴は意外にエンド・コアなどの基礎治療にある。

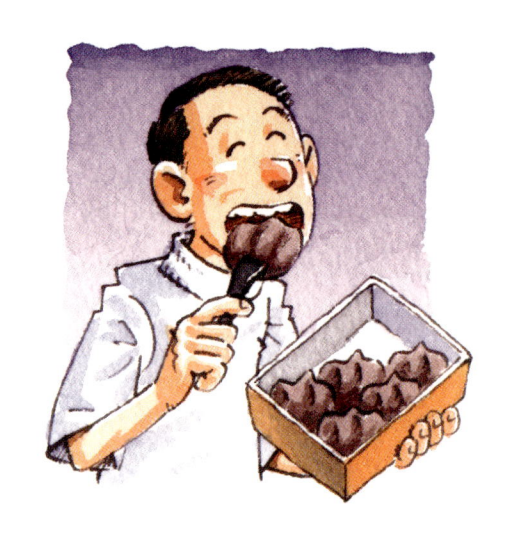

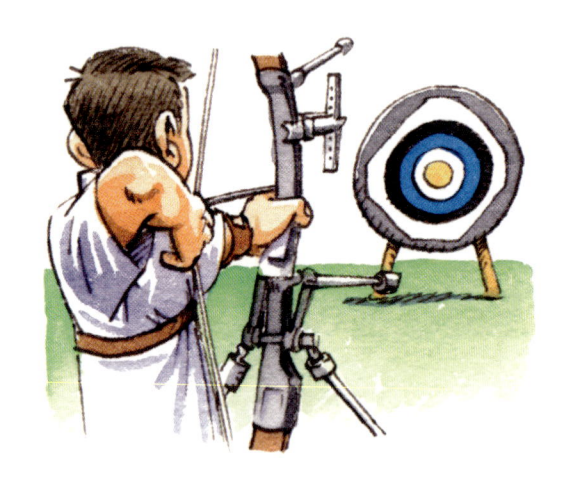

65 目標を明確に！

自分はどのような歯科医師になりたいのか、目標を定めるべき。そのためには、ただ治療技術だけを研鑽するのではなく、人間性も研鑽する。それが医院の雰囲気や患者さんとのコミュニケーションの向上につながる。

66 自医院のブランド化と歯科業界の底上げ

増患に対する試みは重要だが、歯科業界全体にとって有益とは限らない。院内のサービス向上、時間外診療、費用のダンピングは、一瞬、周りの歯科医院に対して打撃を与えても長期スパンを考えるとマイナスになる。つまり、治療技術の完成度を上げ、技術単価の向上を目指し、歯科業界全体の底上げを狙うべき！
"エルメスは一切値引きいたしません"

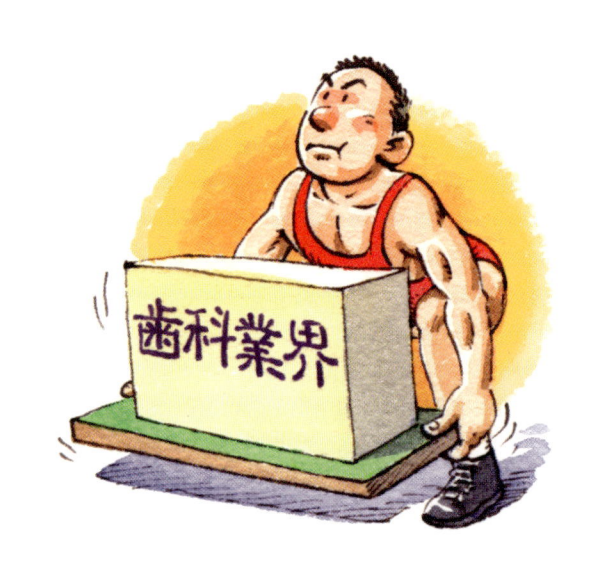

5 患者さんへの対応のツボ―10選！

- **67** うそを言わない
- **68** 約束を守る(アポイント、チェアタイム、治療期間など)
- **69** 必要以上に迎合しない
- **70** 「馬が合う、合わない」の見極めも大事
- **71** 自分のファンにしてしまう(コロニー形成)
- **72** 患者さんの望みを理解し、それを提供すべき
- **73** 聞き上手は話し上手
- **74** 時は金なり：Time is Money.
- **75** 患者さんはお客様であるが、あくまで歯科は医療であることを肝に銘じろ！
- **76** よくも悪くも日本人は人の意見に左右されやすい

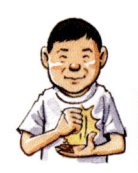

患者さんへの対応のツボ―10選！

67 うそを言わない
治療後の予測はあらかじめ説明しておくべき。また、失敗してしまった場合なども、すぐに正直に言うべきである。いやなことは先に済ませておくことでこちらのストレスも軽減し、仕事が楽しくなる。

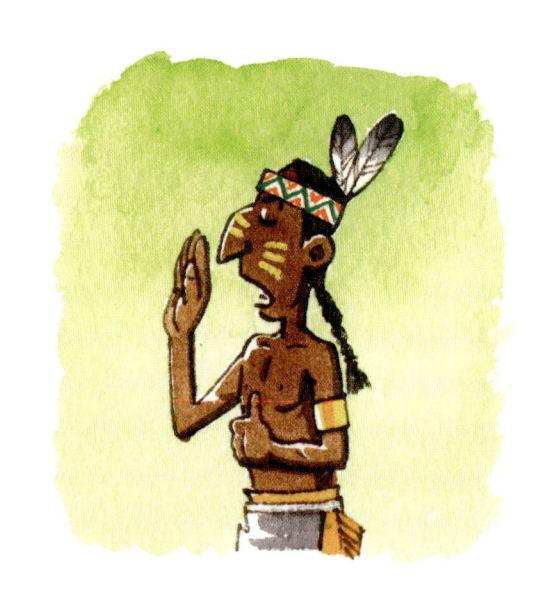

68 約束を守る
（アポイント、チェアタイム、治療期間など）
待たせること自体が約束を破っている。こちらが約束を守らなければ、患者さんが守るわけがない。患者さんは時間を割いて通院している。期間・時間がかかるほど歯科医院サイド、患者さんサイドともにロスを生む。患者さんの時間はお金という認識が大切！

69 必要以上に迎合しない
患者さんの言いなりに治療することは、すべて悪いとはいえない。しかし、歯科治療の目的はいかに長期的に健全な状態を保つことができるかである。患者さんの意見を聞きつつも、ドクターサイドから患者さんに適切なアドバイスを行い、納得のいく明確な治療ゴールを設定し、治療方法の長所・短所をよく説明したうえで治療内容を患者さんに選択してもらうことが必要。患者さんのhumanityを理解したうえでの歯科医師主導が望ましい。

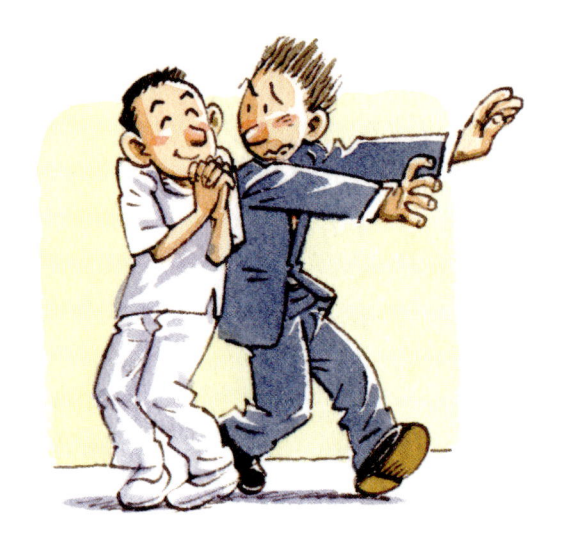

70 「馬が合う、合わない」の見極めも大事

「馬が合う」の語源は、乗馬に由来。乗馬では馬と乗り手の息が合わなければならず、馬と乗り手の呼吸がぴったり合っていることを「馬が合う」といった。性格、態度を見極めて、自分に合わない患者さんには背面対応をする。ホテルマンのお客様に対するマニュアルを参考に、淡々と儀礼的に治療内容を説明し治療を進めていく。決して患者さんに冷たく応対するのではない。

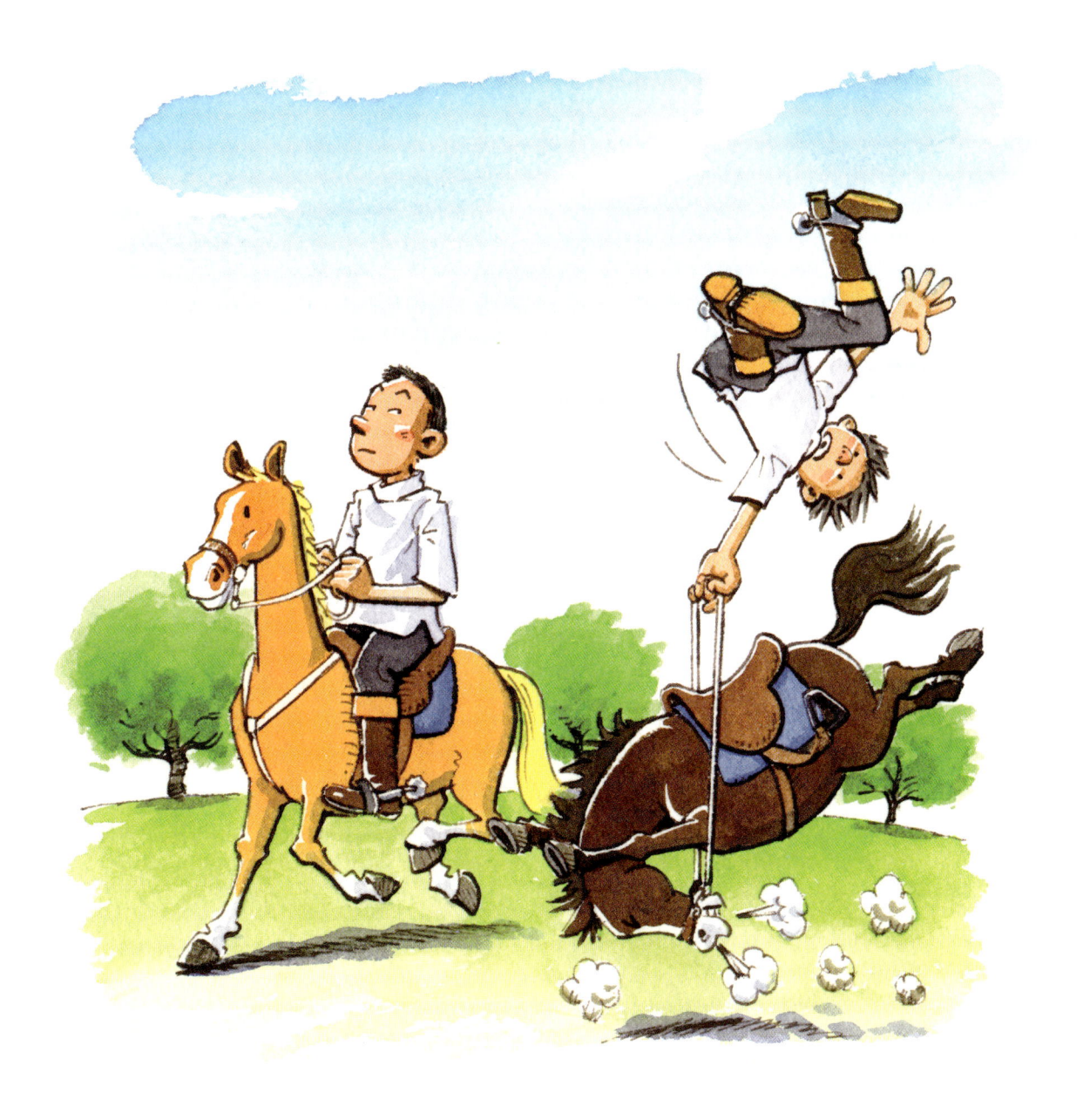

71 自分のファンにしてしまう
（コロニー形成）

自分のファンにしてしまうためには、まず人間関係の構築からはじめなければならない。そのためには治療技術だけでなく、圧倒的な知識をもつ必要がある。その知識のなかから各患者さんに見合った話題を即座に話せることで、患者さんも心を開く。そうすればカウンセリングも通常以上の効果が期待できる。それに治療技術、結果がともなえば、もうこちらの大ファンになるだろう。そうすることでその患者さんの紹介で、自分の目指す雰囲気にあった患者さんが増えて、仕事を行いやすい環境ができてくる（コロニー形成）。

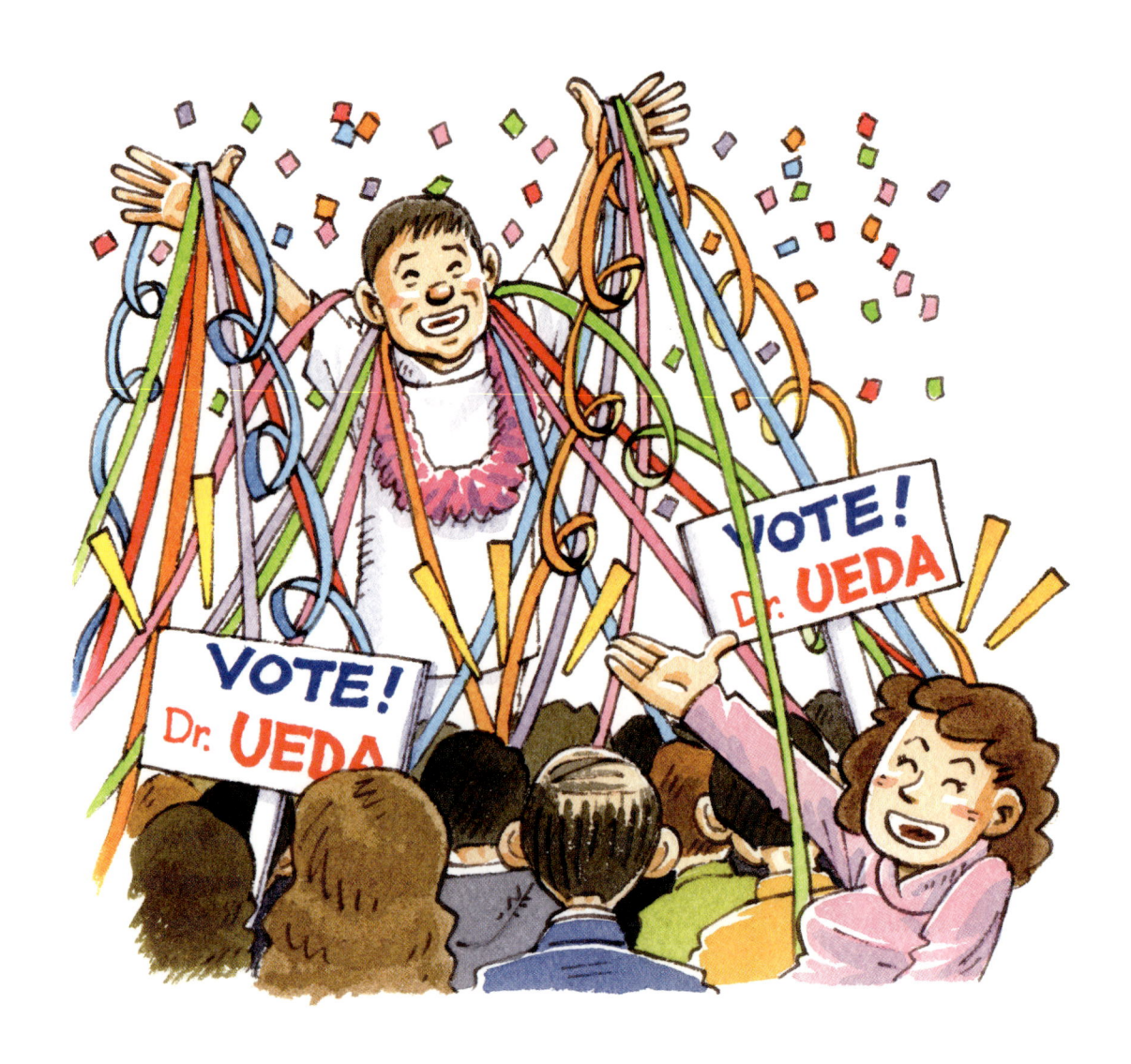

72 患者さんの望みを理解し、それを提供すべき

歯科医療が押しつけの治療であってはならない。患者さんの年齢、性別、生活環境、口腔内環境を考慮し、その患者さんにとってどのような治療がもっとも幸せなのかを考える。「患者さんが何を望んでいるか」をよく話すことで理解し、それにふさわしい歯科医療を提供するように心がける。高齢の無歯顎患者に、ボーンアンカードブリッジは果たして必要なのか？

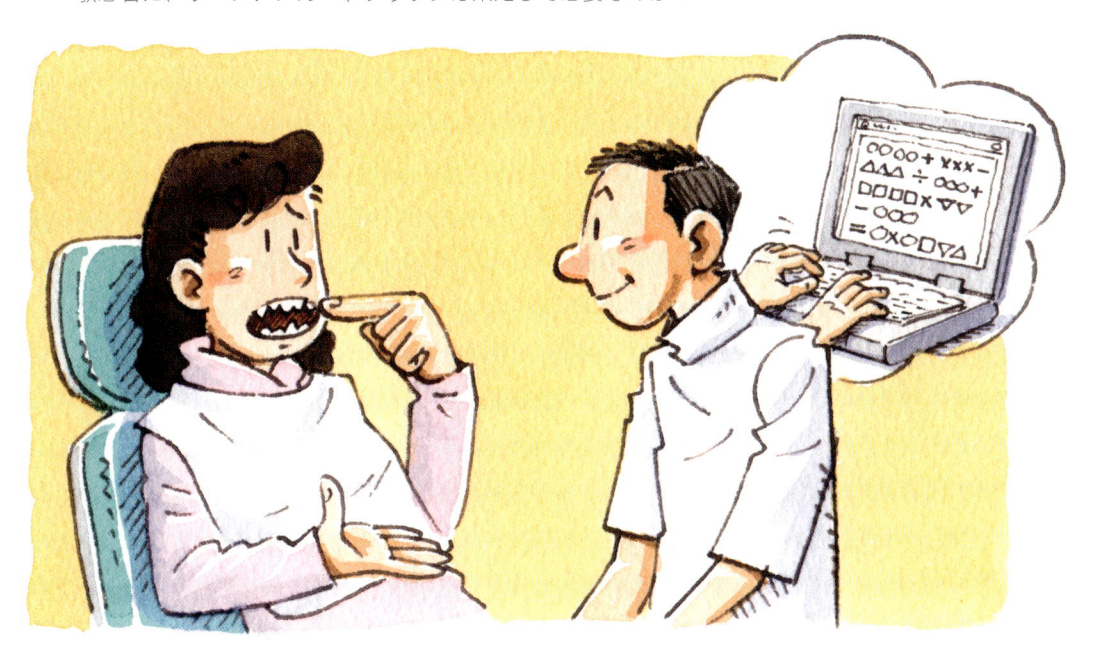

73 聞き上手は話し上手

患者さんの話を聞かなければ聞いてくれないのはあたり前。まずは、患者さんが何を求めているのかをしっかり聞く。こちらからの治療に対する考えを押しつけると、信頼関係が築けない。

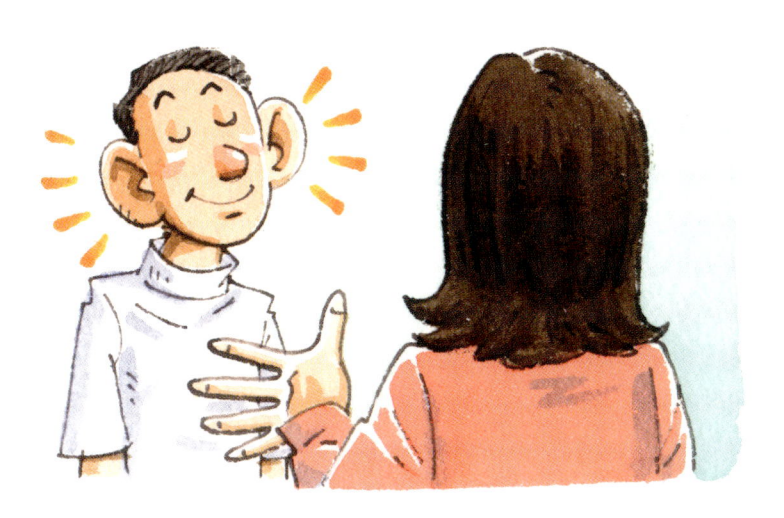

74 時は金なり：Time is Money.

ある患者さんの治療費が300万円であったとする。

● 歯科医院サイドの考え方

> A）治療が1年で済めば300万円／1年
> B）治療に2年かかれば150万円／1年
> C）治療に3年かかれば100万円／1年

● 患者さんサイドの考え方

> a）300万円かかったけど治療は1年で済んだ
> b）300万円で治療に2年かかった
> **c）300万円も払って治療は3年もかかった**

c）では金もかかって時間もかかる、というマイナス評価となる。このように期間・時間がかかるほど、歯科医院サイド、そして患者さんサイドもロスとなる。患者さんの時間もお金という認識！

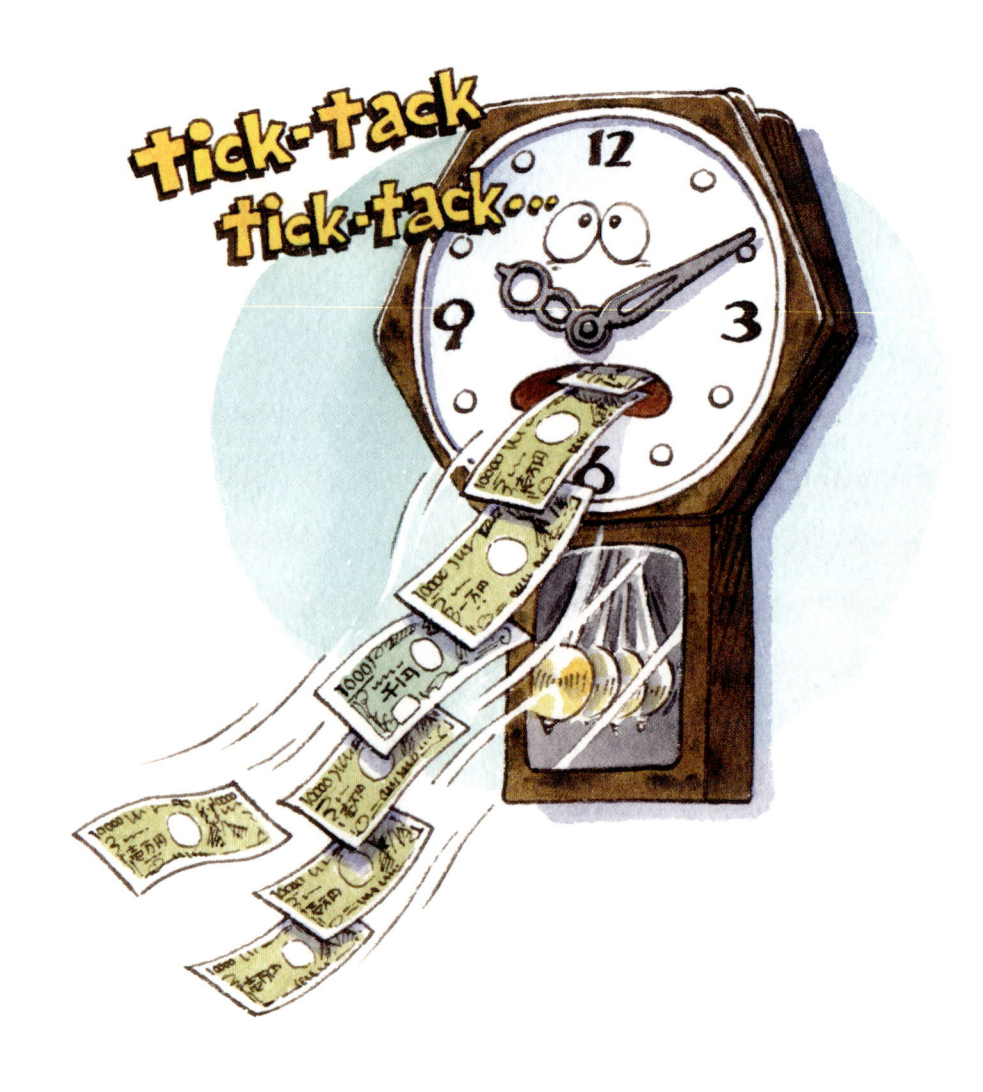

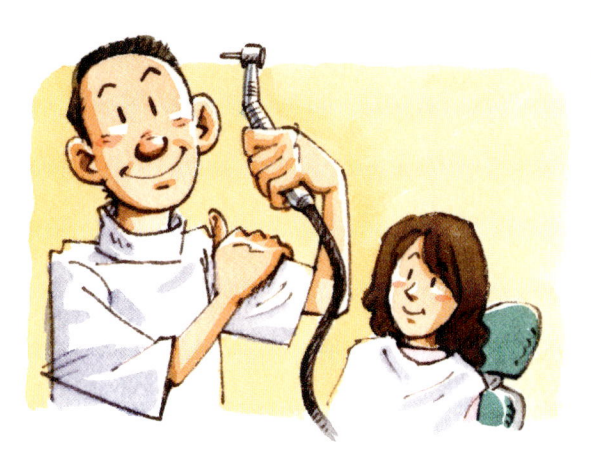

75 患者さんはお客様であるが、あくまで歯科は医療であることを肝に銘じろ！

昨今の歯科医療で「患者さま」などといって患者さん対応や患者さんサービスなど、患者さんの顔色をうかがう傾向が強い。しかし歯科医療の原点は技術で成り立っているのだ。それを忘れて技術を疎かにすれば、必ず将来トラブルとなって痛烈なしっぺ返しを受けることになる。

76 よくも悪くも日本人は人の意見に左右されやすい

日本人は人の意見に左右されやすい傾向にある。よって、最善の治療計画をコンサルテーションし、自由診療を契約しても、患者さんの信頼度が薄ければ、周りの意見に惑わされ不信感を抱く可能性がある。そうならないために、しっかりとした信頼関係の構築が重要である。

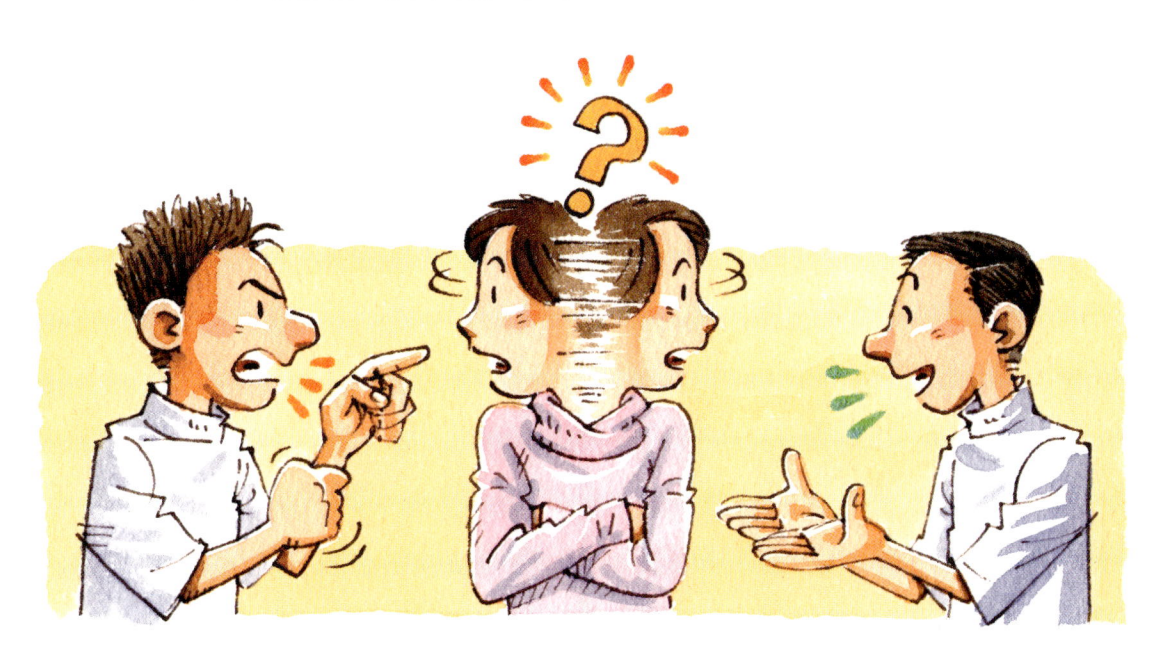

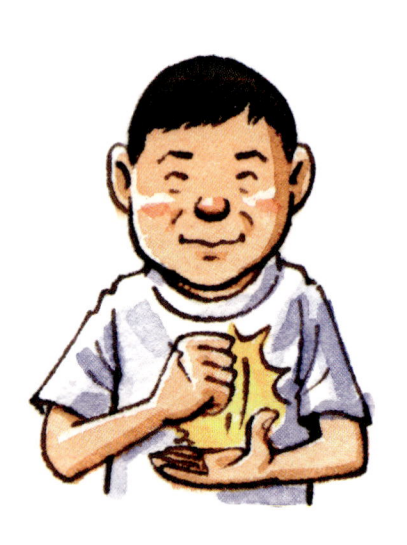

6 スタッフを育てるツボ─6選！

- 77 講演会に参加させよう
- 78 信頼と責任感
- 79 極力怒らない
- 80 よいところを伸ばす方向で
- 81 院長は名プロデューサーとなれ！
- 82 スタッフとともに"病院力"を高めよう

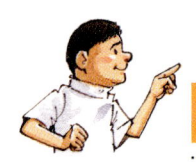

スタッフを育てるツボ―6選！

77 講演会に参加させよう

スタッフの知識・技術力を向上させるために、機会があれば積極的に講演会に参加させよう。それによりスタッフ自身のモチベーションも上がり、患者さんに対して自信をもって治療をすすめられるようになる。

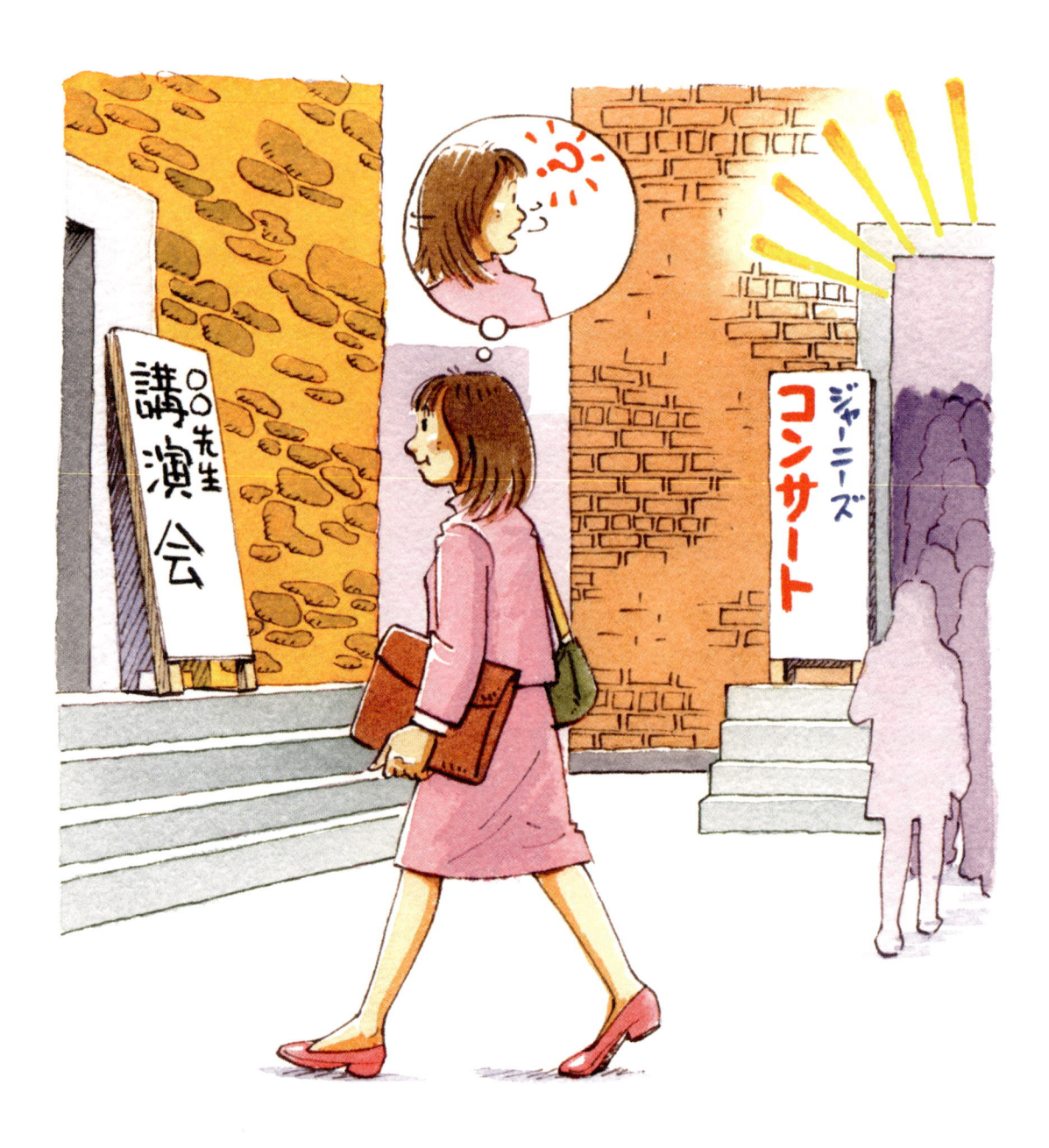

78 信頼と責任感

どうすればスタッフは積極的に仕事に取り組むようになるのか？　そのためには、院長がスタッフの技量を判断し、できる範囲の仕事は信頼して任せるようにすべきだ。それによりスタッフは創意工夫をして仕事に取り組むようになる。もちろん、モチベーションが上がり、責任感もでてくる。自発的に仕事に取り組めるような環境づくりが必要である。

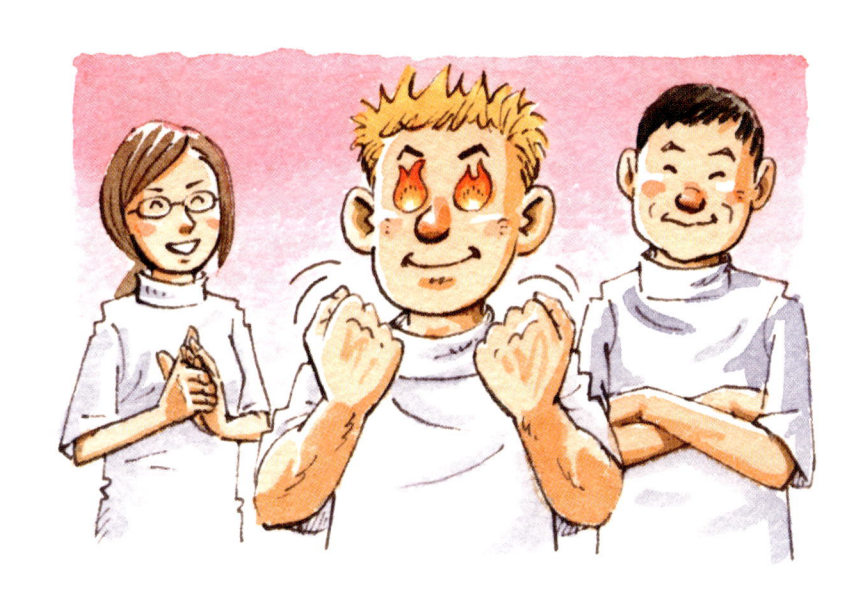

79 極力怒らない

感情的に怒ることは、スタッフが萎縮してしまいよくない。極力、諭すように注意する。そうすれば、なぜ、自分が怒られているのかが理解できる。歯科医院の雰囲気を悪くしてしまうので、患者さんの前で怒ることは避けたほうがよい。しかし、明らかなミスや目に余る対応などをした場合は、毅然とした態度で注意すべきである。

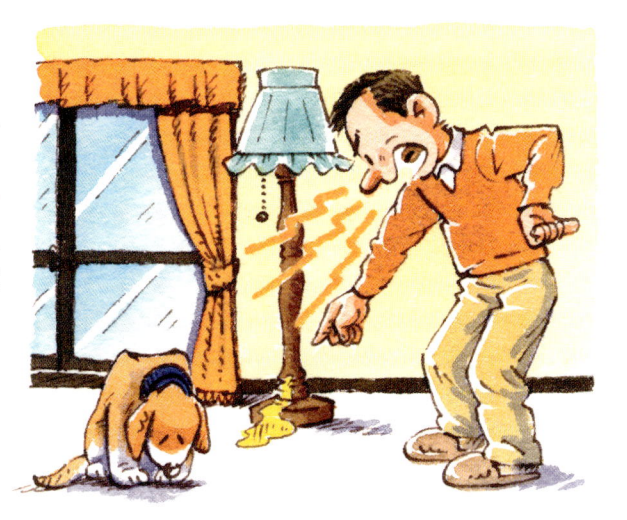

80 よいところを伸ばす方向で

人にはそれぞれ、得手・不得手があるので、その人の得意分野を見つけだし、そのよいところを伸ばすのが、スタッフを育てる基本である。そうすれば、自信がつき仕事が楽しくなり、自然と笑顔になる。

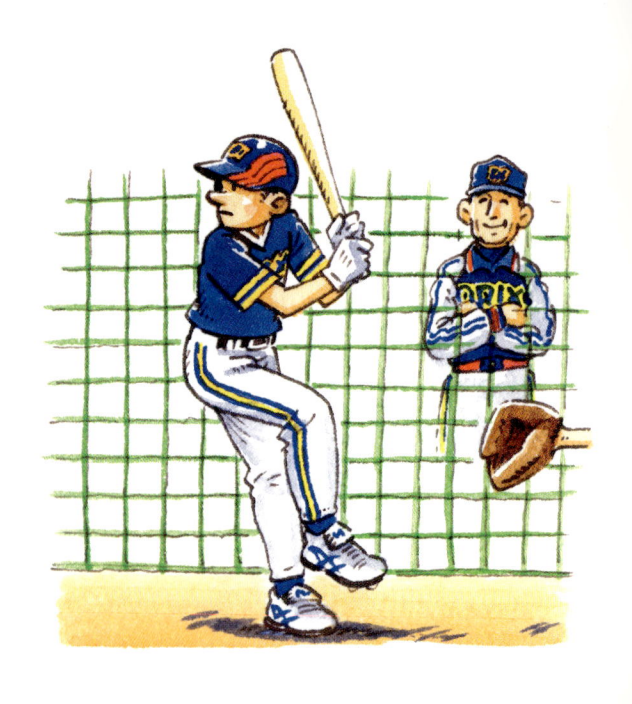

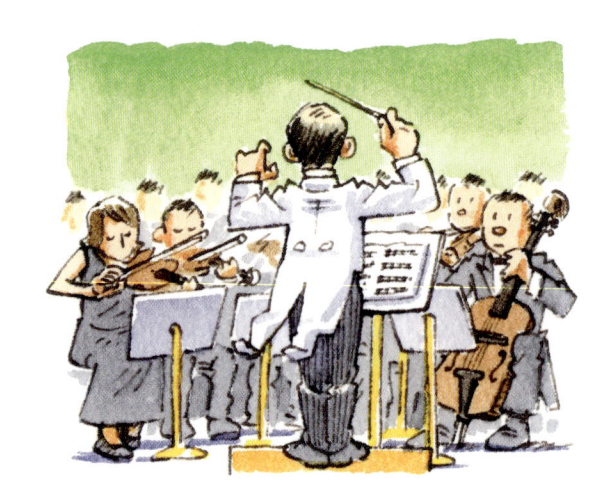

81 院長は名プロデューサーとなれ！

よい歯科医院には、スタッフの役割分担がしっかりできているという特徴がある。そのスタッフを取り仕切るのが院長である。院長の指示がしっかりしていないと、スタッフは能力を発揮できない。状況に応じてスタッフを使い分けるようにプロデュースできなければいけない。

82 スタッフとともに"病院力"を高めよう

歯科医院は歯科医師とスタッフのチーム医療で成り立っている。院長とスタッフの総合力の高さが、患者さんからの医院の評価につながる。スタッフと十分にコミュニケーションをとって、"病院力"を高めよう。

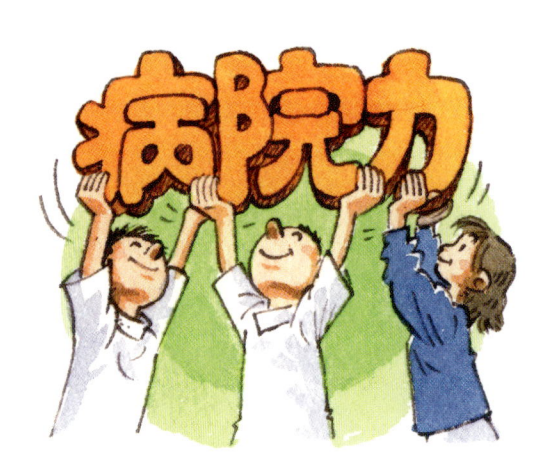

7 若手歯科医師を育てるツボ―10選！

- 83 物事を大きくとらえるように
- 84 代診には教えるだけ、見せるだけでなく、できる範囲で診療を！
- 85 まずは院内勉強会で発表させよう
- 86 話を聞く・話を引き出す
- 87 後輩へ知識の出し惜しみはやめよう
- 88 枠を飛び越えた人間関係の構築を
- 89 夢をもたなければ伸びないし、伸びなければつまらない
- 90 プロとして
- 91 イメージを侮るな！
- 92 ヤル気と根性！　継続は力なり！

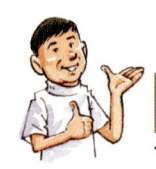

若手歯科医師を育てるツボ―10選！

83 物事を大きくとらえるように

歯科治療と一言でいっても、さまざまな理論のうえに手技がある。覚えることが膨大な半面、経験でしか理解できない部分もある。とくに若手歯科医師は、木を見て森を見ずといった状況になりがちであり、口腔内をみる前に患者さん自身をみることを、まず実践してほしい。

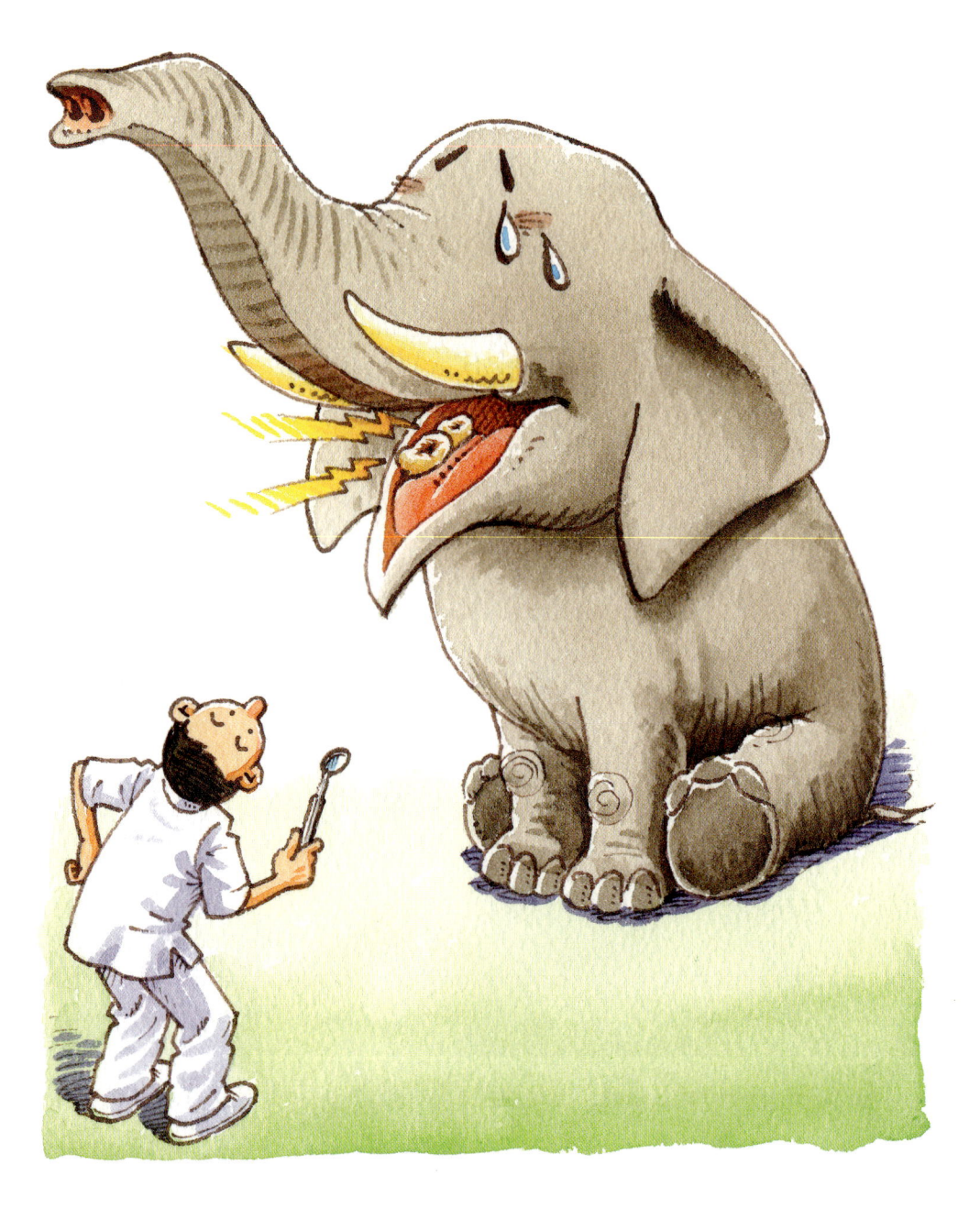

84 代診には教えるだけ、見せるだけでなく、できる範囲で診療を！

「百聞は一見にしかず」。いくら見たり聞いたりしても、やってみなくてはわからない。そこで、代診にはできる範囲で処置をさせることが重要である。この場合、後戻り可能な処置からステップごとに進める。つまりフォローアップできる処置から不可逆的な処置へと移行するのがポイントである。

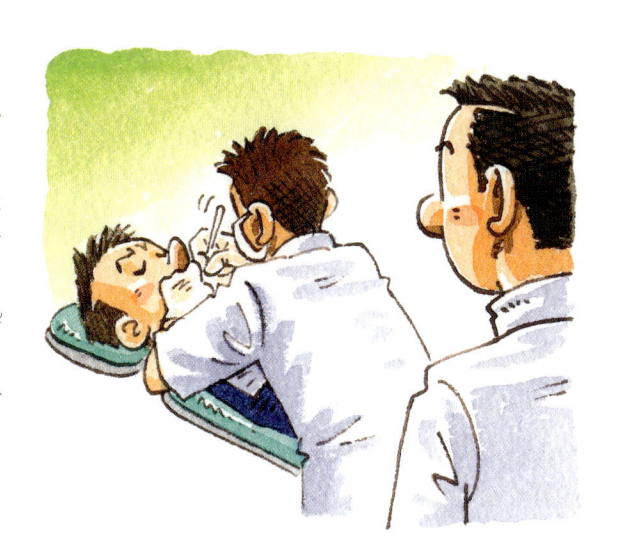

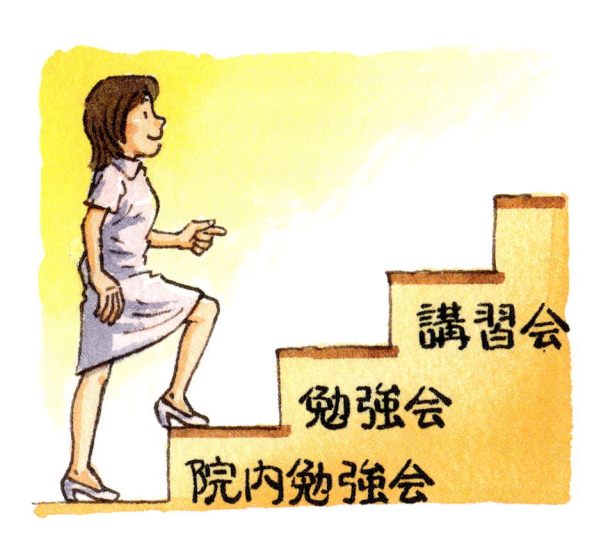

85 まずは院内勉強会で発表させよう

講習会や勉強会に参加してさまざまな情報や知識を得ることは、もちろん重要である。しかし、若手歯科医師のステップアップを考えると、その前に院内の勉強会や、少人数の勉強会で、テーマを与えて自分なりに発表させる場を与えることが必要。

86 話を聞く・話を引き出す

自分が若い頃に疑問や興味をもったことが、現在の臨床の土台となっていないだろうか？つまり、現在の若手歯科医師も同じように悩み苦しんでいると思われる。若手から疑問や興味ある事項を聞き出せば、どのステップで悩んでいるのかがわかり、有効なアドバイスができる。

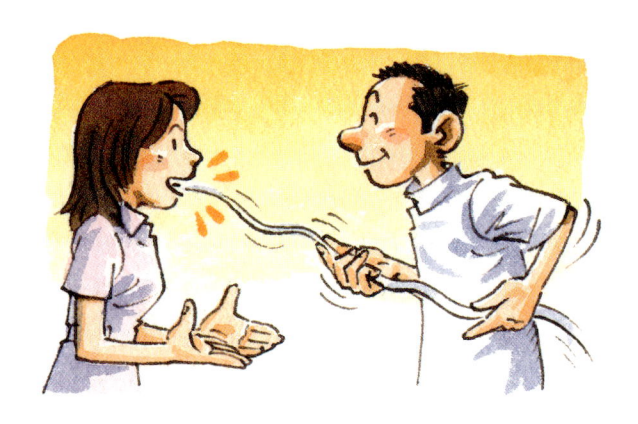

87 後輩へ知識の出し惜しみはやめよう

成功事例も大事であるが、自分が悩んだり失敗した経験を積極的に後輩に伝えよう。そうすれば若手歯科医師は回り道をしなくてすむ。

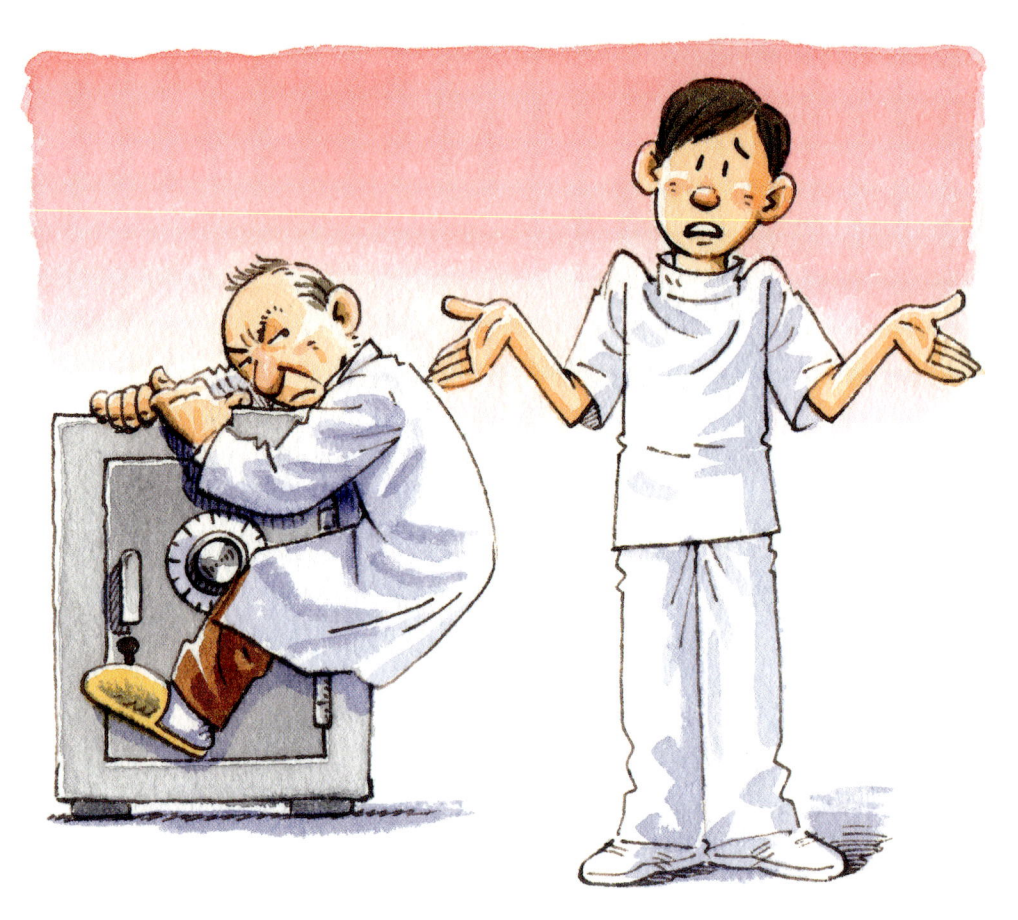

88 枠を飛び越えた人間関係の構築を

社会は人間関係で成り立っている。私たちの職業では、患者さん、歯科医師、歯科衛生士、歯科技工士、歯科助手、受付、歯科関連業者さんが仲間である。とくに院内では同じ方向性をもたなければ、患者さんの信頼が得られない。長いつきあいのなかでお互い成長しあえる仲間がいればモチベーションも上がり、よりよい診療ができる。

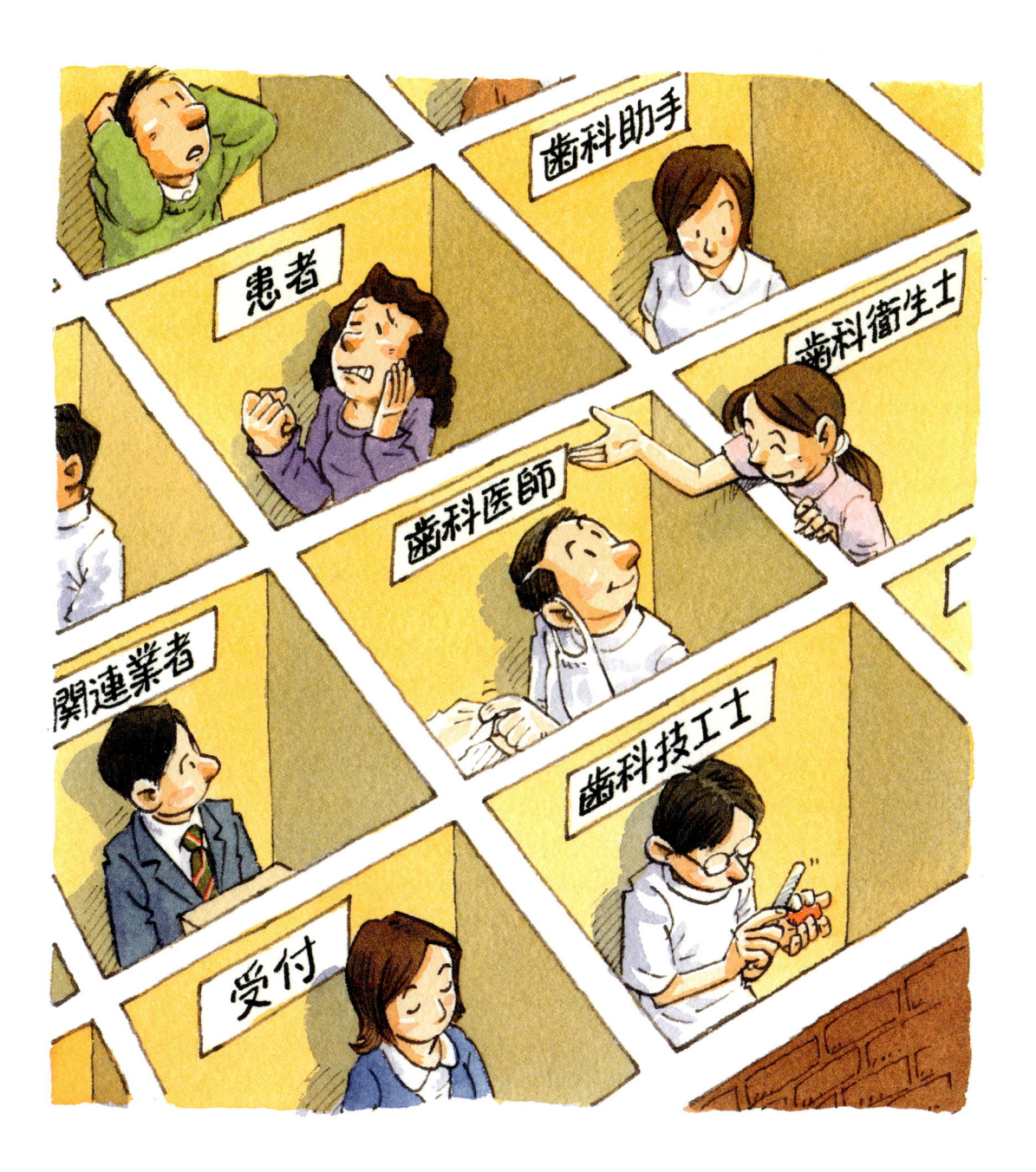

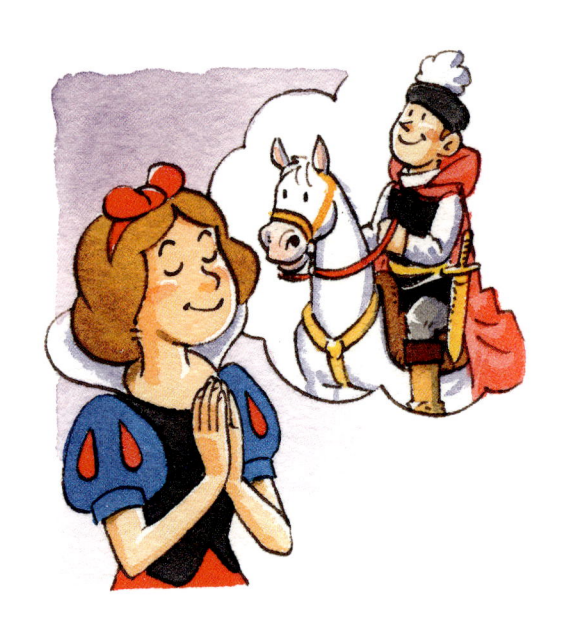

89 夢をもたなければ伸びないし、伸びなければつまらない

夢は必ず叶うというのは本当だと思う。しかし、夢を実現するには、今やるべきことと具体的な目標をもつことから詰めていかなければ、絶対に叶わない。また、夢を語り合える仲間をたくさんもつことも大切だ。夢を語れる仲間のネットワークを構築しよう。

90 プロとして

プロとして最低限のマナーは厳守する。患者さんを待たせない、治療期間や処置時のチェアタイムもおおまかに予想できるように。もちろん、術者のレベルによって異なるが、少しでも患者さんの負担軽減と質の高い医療を提供できるように最大限努力する義務がある。患者さんに感謝、感動していただくには、あらゆる角度から患者さんのことを考慮しなければならない。

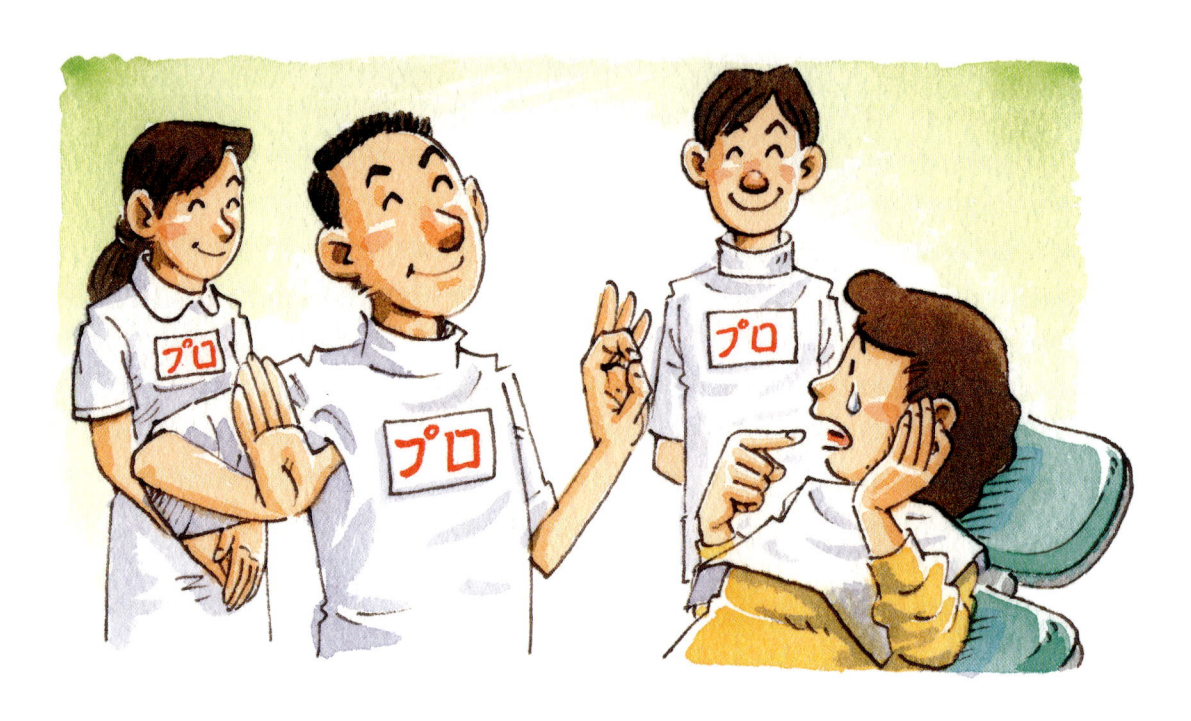

91 イメージを侮るな！

患者さんのイメージを侮るな。これを覆すのは大変である。

- よい歯科医院のイメージ
  チェーン店の牛丼と同じ！　安い・うまい・早い
- 歯科に対するマイナスイメージ
  怖い・痛い・時間がかかる・高い

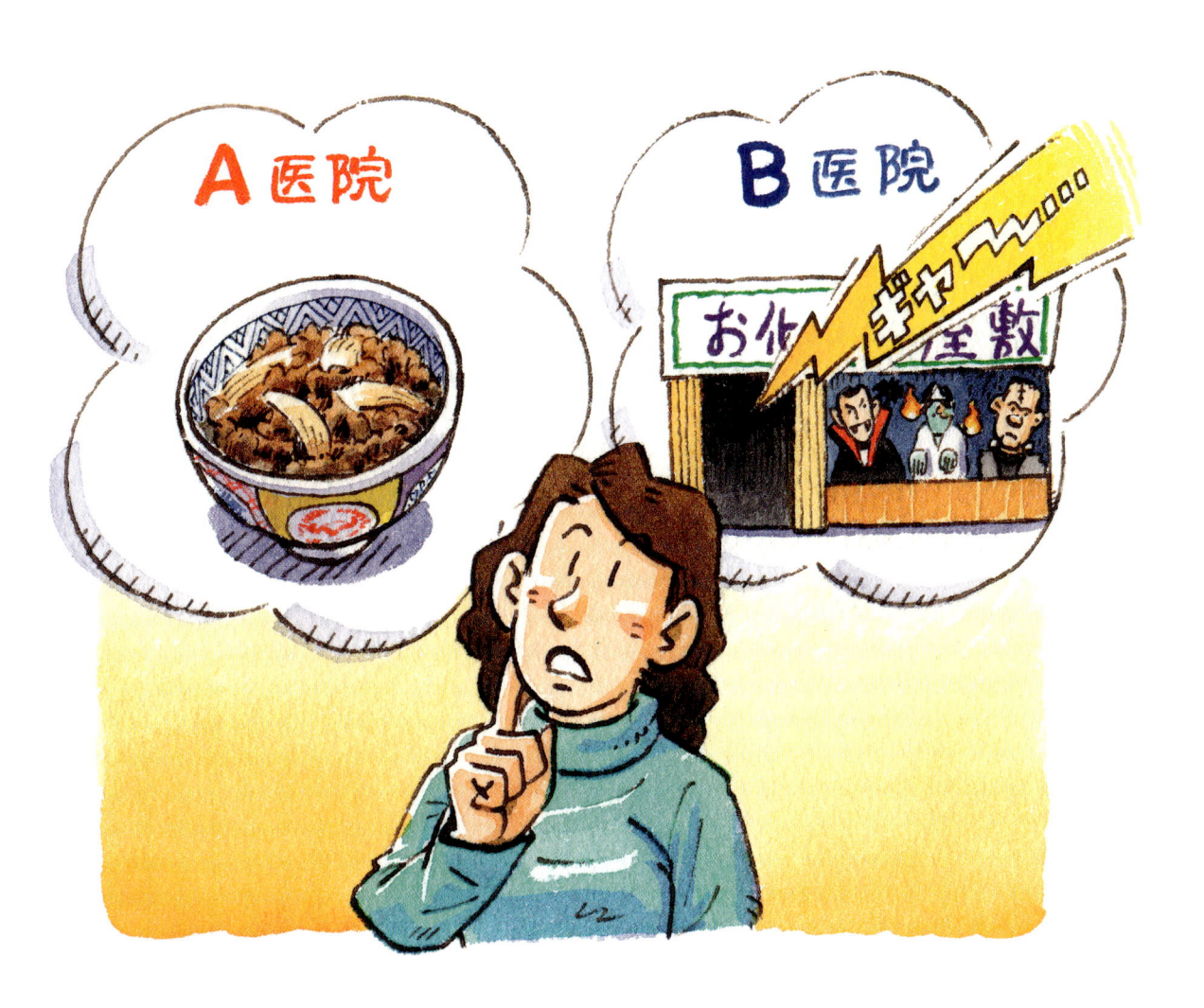

92 ヤル気と根性！ 継続は力なり！

病院力を向上するには、常に目標と向上心をもつことが重要である。それが最終的に自身の実力アップと患者さんからの信頼につながる。いやいや続けるのはしていないことと同じである。

歯科医療はヤル気と根性！ 継続は力なり！

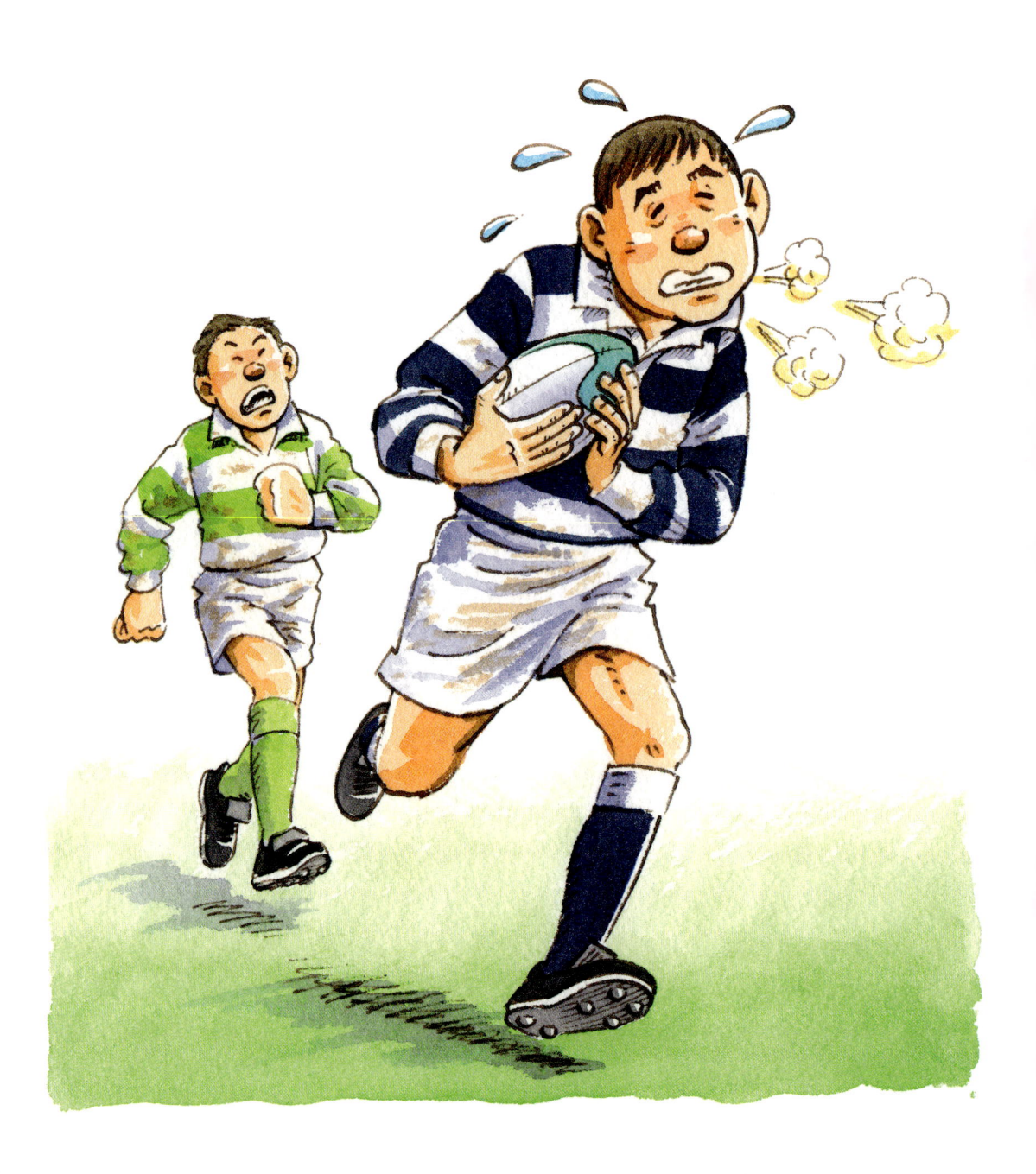

まとめ

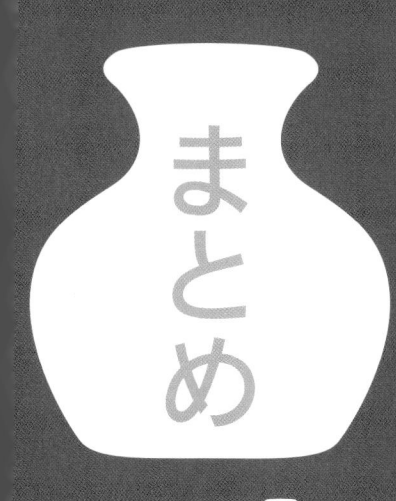

まとめのツボ─8選！

- 93 治療される側に立って物事を考える！
- 94 これからの歯科医師に必要なこと
- 95 歯科にかかわる疾病とその対応
- 96 患者さんの信頼を裏切らないために！5つの大事な時間
- 97 スタッフとのコラボレーション
- 98 過程より結果が大事
- 99 歯科医師全員がもっと頑張って、世間に認められる必要がある
- 100 夢のある歯科界を目指して！

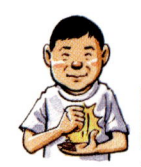

まとめのツボ―8選！

93 治療される側に立って物事を考える！

- 患者さんに迎合した形ではナンセンス！
  迎合ばかりの歯科医師をあなたは信頼できますか？
- プロとして、アポイントシステム・治療期間・チェアタイムなどの約束を守る。
- 診断結果、治療結果など、うそは言わない。
- トラブルの対処は積極的に。患者さんはトラブル時に歯科医師の本性を見定める。
- 患者さんに感謝されて初めて歯科医師として一人前、価値が上がる！

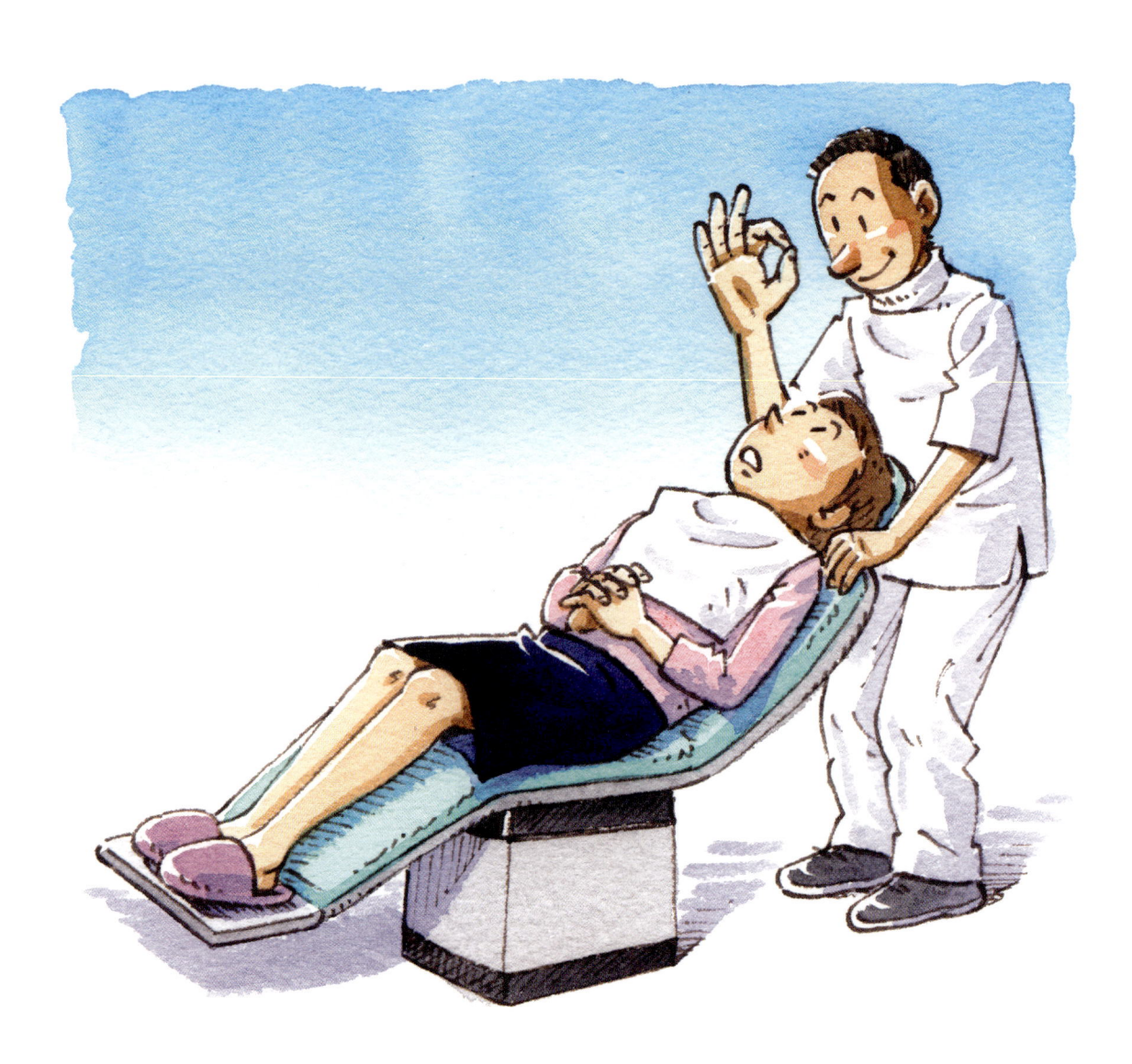

94 これからの歯科医師に必要なこと

- トータル（口腔内だけでなく患者さんのすべてをみて）に物事を考え歯科治療を実践。
- 病態および生体の治癒の過程の把握。
- 歯科技術：歯周外科処置、インプラント、審美歯科治療、矯正治療 etc。

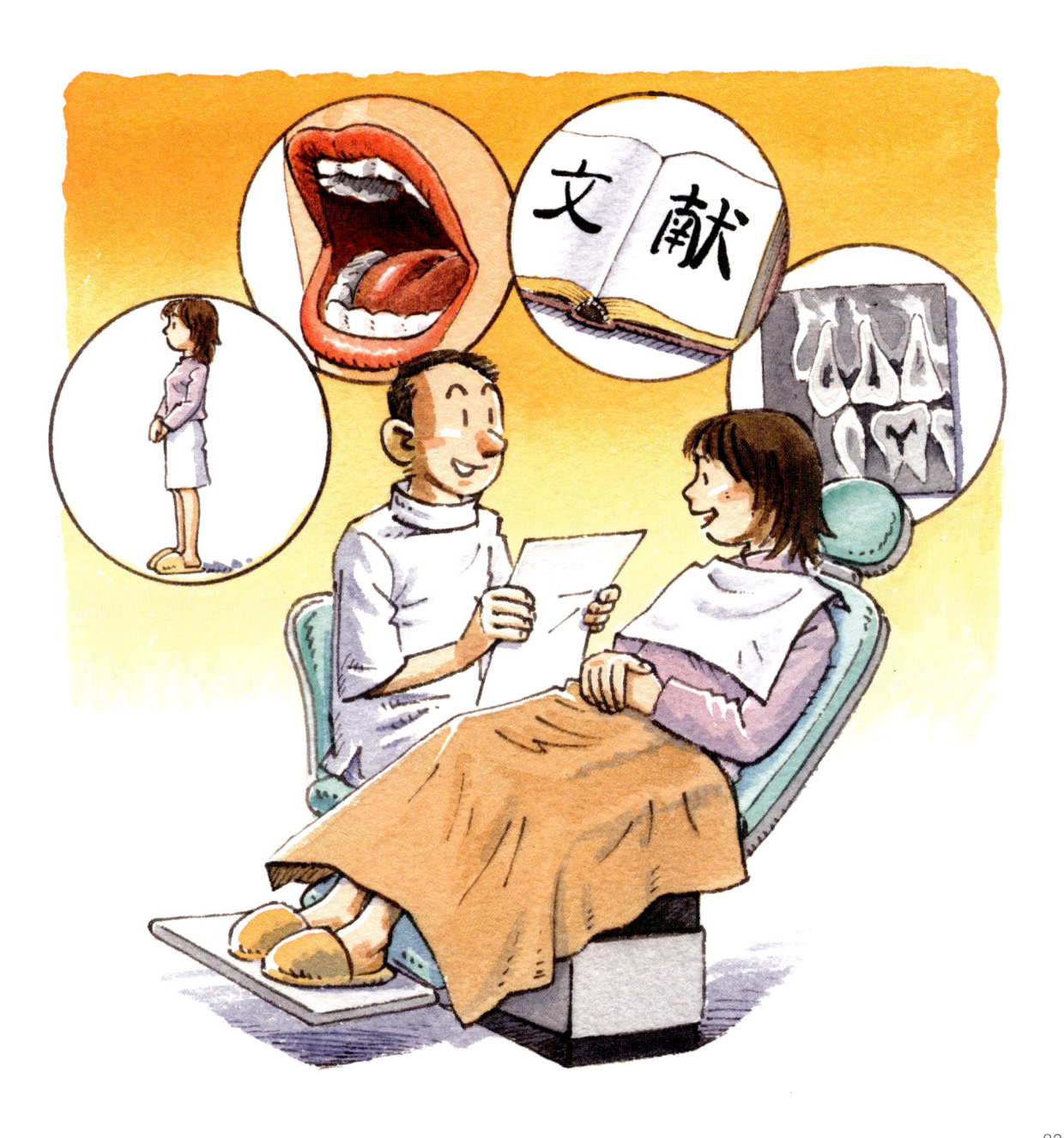

95 歯科にかかわる疾病とその対応

う蝕

充填処置・歯冠修復を行う際には、まず、軟化象牙質の除去の徹底化を図る。その次に、インレー等の脱離、二次う蝕防止のために適合を極めるように形成、印象をしっかり行う。

歯髄炎

歯内療法(抜髄)。根尖歯周組織を触らず、根尖狭窄部位を壊さないように慎重に、根管長測定を行い、残髄しないように拡大することが大事。根管の形態にそって拡大するように。

根尖病変

歯内療法(感染根管)。根管の起炎物質を取り除くことが重要！　病変の状態、根尖部の状態(吸収しているか否か)により、根尖部の拡大位置を考慮する必要がある。根管の形態をイメージし、ファイリングをしっかり行い、極端に太く拡大しないように心がける。

歯周病

歯周治療は、歯科医師、歯科衛生士のチーム治療に加え、患者さんの理解と協力が必要である。まず、しっかりとした治療計画を示し患者さんとの信頼関係を築かないと、長期にわたる歯周治療は成功しない。歯科医師・歯科衛生士の歯周治療に対する技術力が、結果に現れてくる。

歯槽粘膜形態異常

歯周形成外科においては、まず内部環境の改善を行った後に施術する方が有利である。それに加え、根面露出など歯周形成外科が必要になった原因を考察し、それを取り除くか、それに応じた術式を選択することが必要。

歯列不正

矯正治療を行う前に必ず歯周治療を行うこと(TBI、スケーリング・ルートプレーニング、必要なら歯周外科による内部環境の整備)。歯周組織の内部環境が整っていないと、矯正治療開始後に骨吸収が進行しトラブルの原因となる。矯正期間は、極力、短くなるように診査・診断を行う(矯正の一般的なセオリーにとらわれないように！)。期間が短ければ、患者さんは、矯正治療を受け入れてくれる。

顎関節症

スプリント療法を行う前に、患者さんの咬合、パラファンクション、態癖などの状態をしっかり把握して、顎関節症の原因を見極めたうえで、どのような咬合治療が必要なのかを診査・診断する必要がある。スプリント療法が万能ではない。

欠損

欠損補綴に対しては、有床義歯・ブリッジ・インプラントの選択肢がある。どの方法を用いるかは、患者さんの状況(年齢、性別、欠損部位、欠損歯数、口腔内環境、協力度、職業、など)と術者の技術レベルにより、臨機応変に対応する。インプラントが必ずしも最良の治療法ではなく、義歯で対応した方が、術者、患者さん双方にとってよい場合もある。

96 患者さんの信頼を裏切らないために！5つの大事な時間

①**初診時**（ファーストコンタクト）
②**コンサルテーション**（時期・期間・費用）
③**治療中**（患者さんへの心配り）
④**治療終了後**（患者さんの満足度）
⑤**メインテナンス**（トラブルへのすみやかな対応）

そして、患者さんを取り巻く環境も変化する→その空気を読むことが重要である！

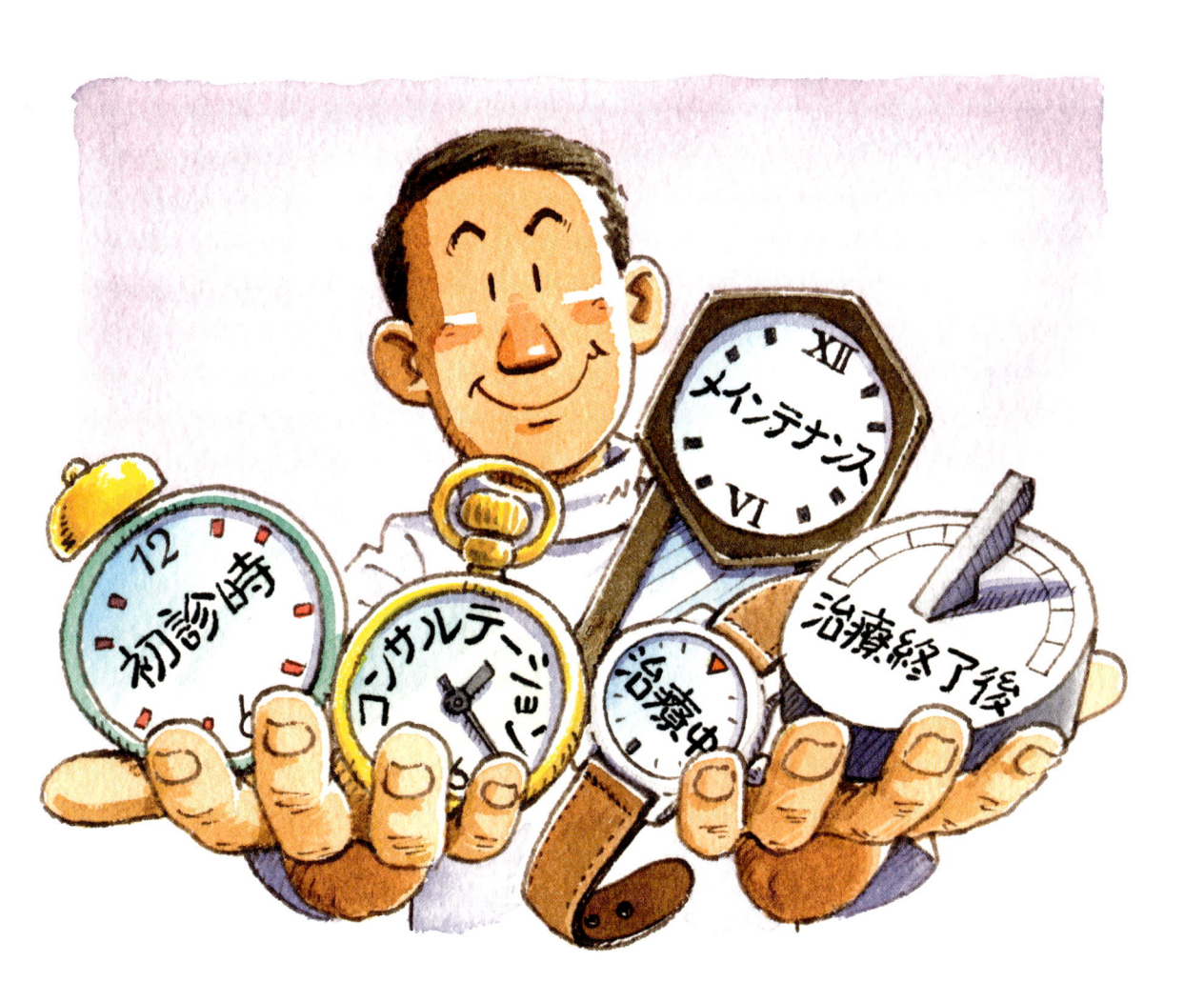

97 スタッフとのコラボレーション

院長：一人で歯科医院経営・治療・労務管理
受付：患者応対、患者管理の徹底化、アポイントの効率化
歯科助手：アシスタントワークを極める
歯科衛生士：歯周治療と患者の口腔内管理の徹底化
歯科技工士：補綴物製作を極める（適合、形態、機能の調和、審美など）
歯科材料の業者さん：各種の情報提供、歯科機材、材料の提案
それぞれが与えられたポジションで、プロとしての認識と仲間意識と感謝の気持ちをもつことが、病院力アップにつながる。

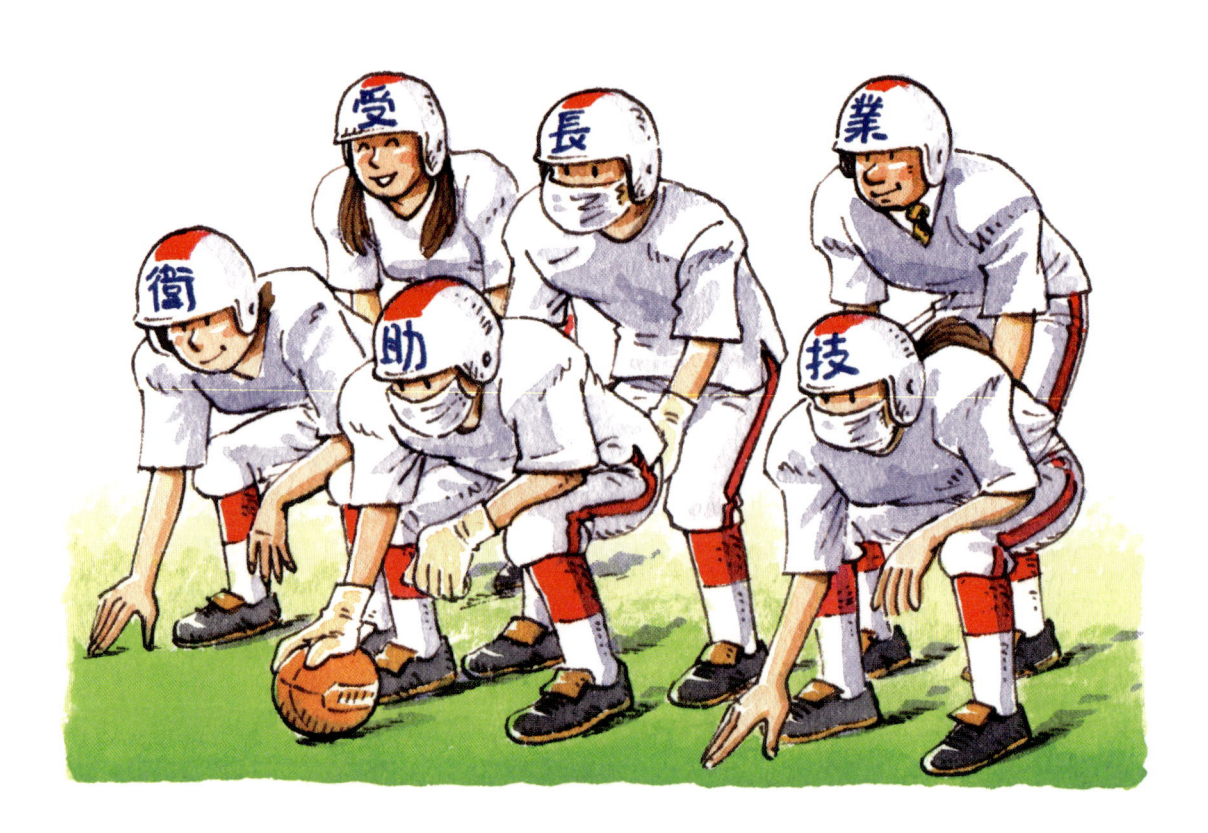

98 過程より結果が大事

一般の物事は結果がすべてではない。しかし、医療においては結果がすべてである。患者さんは、「痛くない、きれいになった、噛みやすくなった」という結果でしか判断しない。治療過程において信頼関係が構築されていたとしても、無残な結果の前には吹き飛んでしまうのが現実であり、肝に銘じるべきである。

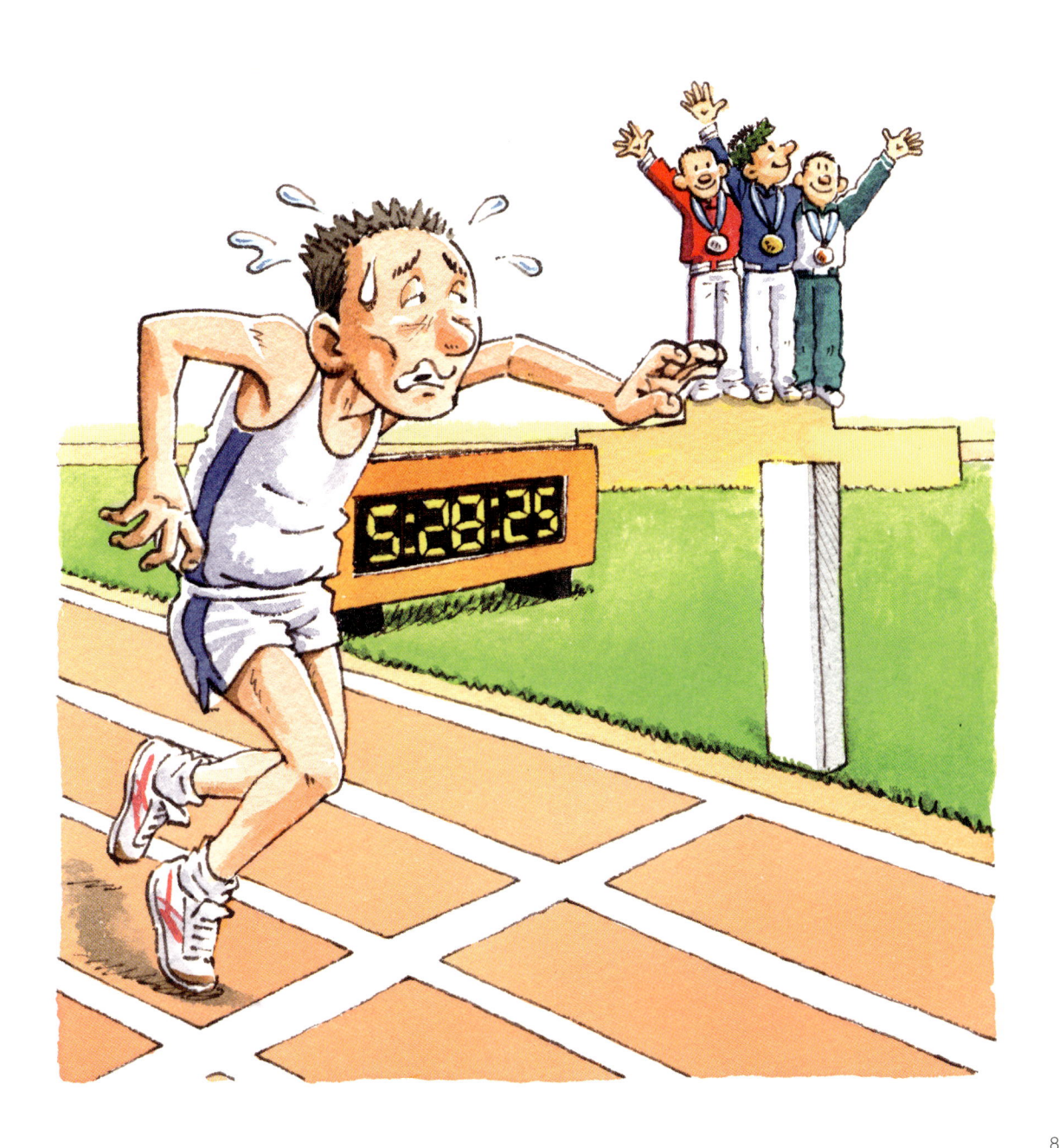

99 歯科医師全員がもっと頑張って、世間に認められる必要がある

日本では歯科医師の評価が諸外国に比べて高くなく、あまりよいイメージがない。こんな時代だからこそ歯科医師全員が頑張って、治療の質、人間性も向上させ、世間で認められる必要がある。

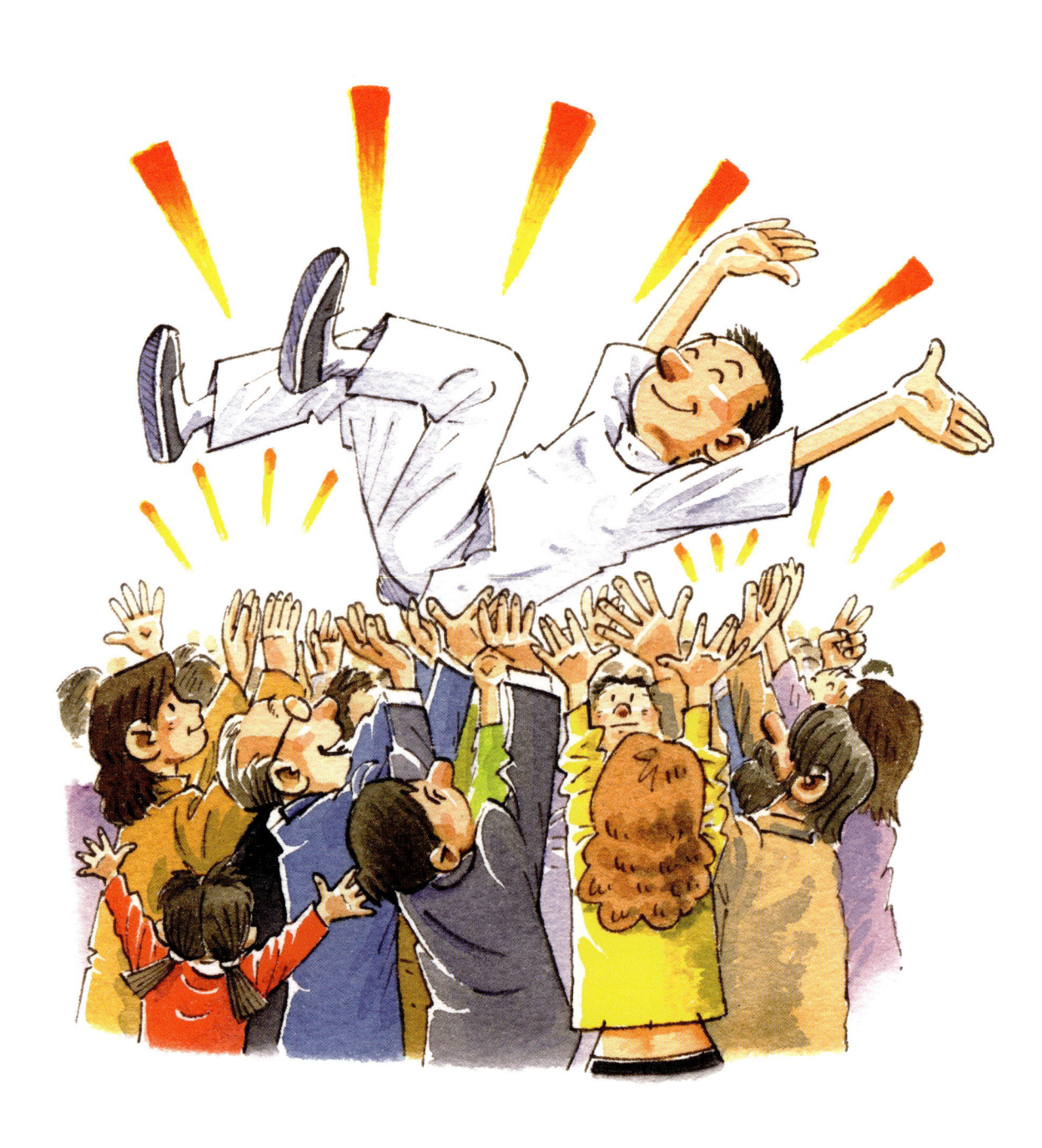

100 夢のある歯科界を目指して！

最近歯科界で夢のある話を聞いたことがない。保険の縮小、歯科医師の増加、情報化社会のなかで患者さんからの要求の高度化、そして、今後は訴訟社会の到来などともいわれる。若手歯科医師は何を目標にしてどのように歯科医療という階段をのぼっていけばよいのか。「I'm OK. You're OK.」という言葉に集約される気がする。歯科衛生士、歯科技工士、歯科関連の業者さん、そしてわれわれ歯科医師という歯科界にたずさわる皆がHappyになってこそ、患者さんに素晴らしい医療が提供できるのではないか。

こんな時代だからこそ、皆でスクラムを組んで「夢のある歯科界」を目指していこう！

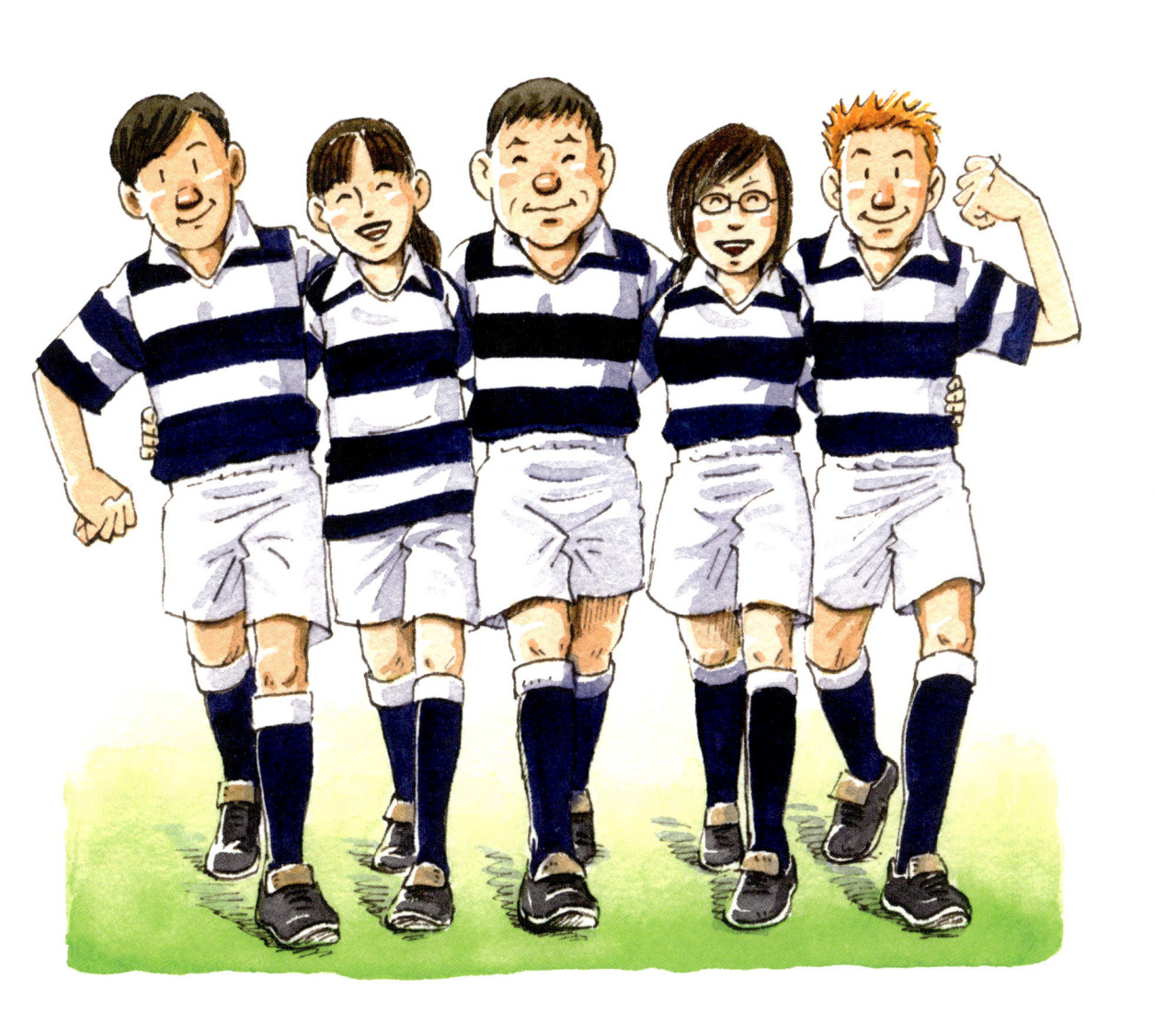

おわりに：歯科医療はおもしろい

- 歯科医師にはいろいろな個性があります。何事にも几帳面な人、すべてに大雑把な人。手先が器用な人、不器用な人。患者さんとの会話が得意な人、苦手で無愛想な人。治療のスピードが速い人、極端に遅い人。常に学会やセミナーに積極的に参加し、そこで学んだことを実践していく人、向上心が乏しく消極的な人など、さまざまです。
- 個性を発揮できるその前提となるのはやはり基礎力です。基礎を習い、それを確実に自分のものとして身につけたうえで個性が開花します。しかし、単に技術的なことだけ開花しても真の歯科医師ではありません。人間としての基礎力をもつことが、もっとも重要です。つまり、自分の行動や生き方の芯になる信念をもつことです。時代や流行に流されることなく生きていくことは容易ではありません。自分の力を卑下せず、しかしうぬぼれず、自信をもつこと。そこから、何が重要で何が重要でないか見極め、選択し、するべきことを把握していけば道は開けます。
- 一国一城の主になればいろいろな試練が待ち受けています。スキルを磨き、有能な歯科医師になることだけを目指すのは……。厳しい社会環境のなかで、歯科大生から始まり、勤務医、そして開業医へとなったからには、特別な才能があろうがなかろうが、歯科医師＝医療職種として誇りをもって生きていきましょう。
- しっかりと地に足をつけ、社会から認められるような人間として生きていくためにはどうしたらよいか、この本でいろいろな視点、角度から考えてみました。患者さん１人ひとりの健康な「未来」をつくるために、私たちは日々、切磋琢磨し、歯科医療に従事し続けるのです。
- 歯科医療とは大きくかけ離れた分野で著名な起業家が出演するテレビ番組が好きでよくみますが、苦労をせず成功した賢人はほとんどなく、皆誰もが口にする言葉があります。それは「不況や失敗があってもそこからチャンスを見出せ」。どこかに必ずチャンスはあります。成功への糸口があるはずです。人とどうかかわり、どう生きていくのか？　答えは現場にあります。こんな時代だからこそ、歯科医療はおもしろいのです。私のこの本が多くの歯科医療にたずさわる方々の、生きる「力」の参考になれば幸いです。

2008年４月　　　　　　　　　上田秀朗

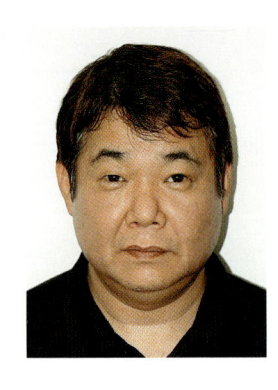

著者略歴　上田秀朗（うえだ・ひであき）

1958年　福岡県北九州市生まれ
1983年　福岡歯科大学卒業
　　　　福岡歯科大学口腔外科第二講座研究生
1987年　福岡県北九州市小倉南区にて開業
1997年　学位取得
2007年　福岡県北九州市小倉北区にて移転開業、うえだ歯科
2010年　福岡歯科大学総合歯科学講座　臨床教授

　座右の銘は、恩師の福岡歯科大学・本田武司前学長からいただいた言葉「ヤル気と根性」。下川公一氏・筒井昌秀氏という厳しくもあたたかい２人の師匠のもと、北九州歯学研究会・JACDという２つの勉強会を通じて、確かな臨床技術を磨くとともに、若手歯科医師・スタッフの育て方、患者さんとの信頼関係の構築法を学ぶ。現在は、上田塾を主宰するなど、後進の指導にも情熱を傾ける。後輩歯科医師・スタッフの面倒見のよさは有名、うえだ歯科は常にスタッフと患者さんの笑顔が絶えない医院である。歯科界を夢のある世界へと引っ張るそのリーダーシップに、九州だけでなく全国から注目が集まっている。

所属学会：日本顎咬合学会・指導医・副理事長、アメリカ歯周病学会会員
　　　　　　日本口腔インプラント学会・専門医・代議員、他
スタディグループ：
　　　　　　JACD・会長、北九州歯学研究会、咬合療法研究会、経基臨塾
　　　　　　日本審美歯科協会、Osseointegration study club of Japan・前会長
　　　　　　上田塾・主宰、U通・主宰、他

協力）桃園貴功／金澤憲孝／中島稔博／田中憲一／樋口克彦／中尾伸宏／樋口瑞奈
イラスト）伊藤　典

１時間で読めて30年使える　歯科臨床の７つのツボ—100選—

2008年６月10日　第１版第１刷発行
2012年４月15日　第１版第２刷発行

著　　者　　上田　秀朗
　　　　　　うえだ　ひであき

発 行 人　　佐々木　一高

発 行 所　　クインテッセンス出版株式会社
　　　　　　東京都文京区本郷３丁目２番６号　〒113-0033
　　　　　　クイントハウスビル　電話（03）5842-2270（代表）
　　　　　　　　　　　　　　　　　（03）5842-2272（営業部）
　　　　　　　　　　　　　　　　　（03）5842-2275（ザ・クインテッセンス編集部）
　　　　　　web page address　http://www.quint-j.co.jp/

印刷・製本　サン美術印刷株式会社

©2008　クインテッセンス出版株式会社　　　　　禁無断転載・複写
Printed in Japan　　　　　　　　　　　　　　　落丁本・乱丁本はお取り替えします
　　　　　　　　　　　　　　　　　　　　　　　ISBN978-4-7812-0017-0　C3047

定価は表紙に表示してあります